ESSAI SUR

LA CHOLÉCYSTO-APPENDICITE

ASSOCIATION

DE LA CHOLÉCYSTITE ET DE L'APPENDICITE

PAR

LE DOCTEUR ANDRÉ LÉVY

Ancien interne des Hôpitaux

Lauréat de la Faculté

Mention très honorable (Chirurgie et accouchements, 1901)

Prix Heydenreich-Parisot (Chirurgie, 1902)

NANCY

IMPRIMERIE NANCÉIENNE, 15, RUE DE LA PÉPINIÈRE

—

1904

ESSAI SUR

LA CHOLÉCYSTO-APPENDICITE

ASSOCIATION

DE LA CHOLÉCYSTITE ET DE L'APPENDICITE

PAR

Le Docteur ANDRÉ LÉVY

Ancien interne des Hôpitaux
Lauréat de la Faculté
Mention très honorable (Chirurgie et accouchements, 1901)
Prix Heydenreich-Parisot (Chirurgie, 1902)

⸎

NANCY

IMPRIMERIE NANCÉIENNE, 15, RUE DE LA PÉPINIÈRE

—

1904

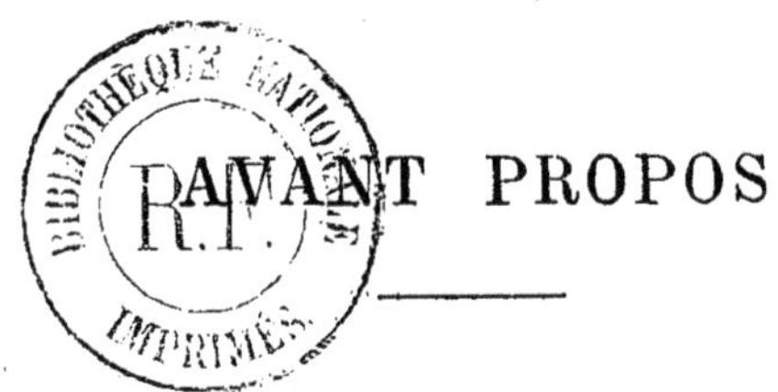

AVANT PROPOS

Avant d'aborder l'exposé des faits qui constituent le fond de notre thèse, nous nous faisons un devoir d'adresser à nos maîtres de la Faculté, l'expression de notre reconnaissance.

Nos premiers remerciements vont à MM. les Professeurs Gross et Weiss dont nous avons été l'interne.

Nous avons passé notre première année d'internat dans le service de M. le Professeur Gross, dont nous avons apprécié les savantes leçons cliniques. Les témoignages d'intérêt et d'affectueuse sollicitude dont il a toujours fait preuve à notre égard, lui donnent droit à tous nos remerciements : qu'il veuille bien en accepter ici l'expression la plus sincère.

Nous sommes entré ensuite dans le service de M. le Professeur Weiss, qui, pendant notre seconde année d'internat, nous a donné de nombreuses marques de bienveillante sympathie. Il nous fait aujourd'hui l'honneur d'accepter la présidence de notre thèse : C'est pour nous l'occasion de lui exprimer notre vive reconnaissance et notre dévouement.

Nous n'oublierons pas les excellents moments que nous avons passés comme externe aux cliniques de MM. les

Professeurs Herrgott et Rohmer, et nous leur adressons l'hommage de notre gratitude.

Nous conserverons le meilleur souvenir des savantes cliniques de M. le Professeur Bernheim, et nous exprimons toute notre reconnaissance à nos autres maîtres de la Faculté, en particulier à MM. les Professeurs agrégés Haushalter, Frœlich, Schuhl, Etienne, André et Michel.

M. le Professeur agrégé Michel et M. le Docteur Bichat ont eu l'obligeance de nous communiquer la première observation de ce travail, nous les en remercions vivement.

CHAPITRE Ier

Introduction.

Sur les conseils de notre maître, M. le Professeur Weiss, nous nous sommes proposé d'étudier dans ce travail, les relations qu'il peut y avoir entre les cholécystites et l'appendicite *en coexistence* chez un même sujet. Nous avons vu plus et mieux qu'une simple coïncidence entre ces deux affections, et nous avons été amené à penser qu'il existait entre elles un étroit rapport, que nous aurons à définir par la suite.

Le point de départ de notre thèse, a été une remarquable observation communiquée par MM. Gaston Michel et Bichat à la Société de médecine de Nancy à la séance du 11 mars 1903, et qu'ils ont publiée plus tard dans la *Revue Médicale de l'Est*.

Le sujet que nous nous proposons d'étudier est tout à fait d'actualité, puisque MM. Michel et Bichat ont les premiers en France attiré l'attention sur les rapports qui pouvaient exister entre *cette double infection vésiculaire et appendiculaire* chez un même malade.

Nous serons donc bref sur l'historique de la question.

Signalons les travaux de MM. Tripier et Paviot, sur *la péritonite sous-hépatique d'origine vésiculaire*, la monographie de M. Adolf Becker, et l'excellent travail d'ensemble de M. Dieulafoy. Puis viennent les nombreuses observations de MM. Quénu, Kehr, Riedel, Czerny, Kummel, Rotter, Sonnenburg, Brandt, von Beck, Lindler, de Laplace, de Sendler, que nous rapportons dans ce travail, et d'où paraît s'imposer cette conclusion, que l'association de la cholécystite et de l'appendicite *n'est pas due à une coïncidence fortuite*.

Nous nous sommes efforcé de rester dans la sphère des faits positifs, en nous limitant strictement à la clinique, et en cherchant à étayer par l'analyse des divers cas, les conclusions qui nous ont paru se dégager de l'étude des faits d'observation.

Les relations de la cholécystite et de l'appendicite coexistantes nous ont paru si intimes, que nous nous sommes demandé, si nous n'étions pas autorisé à voir dans cette double infection simultanée, *un ensemble symptomatique bien défini*, véritable syndrome, à l'individualiser en une forme clinique spéciale, et à l'étudier d'ensemble sous le nom de *Cholécysto-Appendicite*.

Après avoir indiqué les facteurs étiologiques de la cholécysto-appendicite, nous avons cherché à étudier le *mécanisme de production* de la double infection simultanée, et nous avons décrit *les lésions* que l'on y rencontrait. Puis en différents chapitres séparés, nous avons fait un tableau de la *Bactériologie*, de l'*Anatomie pathologique*, de la *Symptomatologie*, du *Diagnostic*, du *Pronostic* et des *Indications opératoires*.

Comme introduction à notre sujet, il ne nous est pas possible de passer sous silence l'importance considérable qu'a pris en chirurgie, depuis quelques années, l'étude des infections des voies biliaires.

Dans un excellent travail sur *l'angiocholite infectieuse oblitérante* et *la cirrhose biliaire hypertrophique* (Société de Biologie du 10 juillet 1897), GILBERT et LEREBOULLET donnent un historique très détaillé des diverses étapes que cette étude a suivies dans ces dernières années.

C'est en 1833, que LITTRÉ le premier, fit paraître un travail sur les *cholécystomes*. LITTRÉ se basant sur des faits rapportés par STOLL, MARTIN SOLON, CRUVEILHIER, ANDRAL, avait surtout en vue la suppuration de la vésicule biliaire.

Mais à ce moment nous ne trouvons aucune tentative chirurgicale, pour remédier à l'inflammation des voies biliaires.

A la même époque nous trouvons les descriptions de FRERICHS sur *les inflammations catarrhales et exsudatives*, l'étude des manifestations infectieuses des voies biliaires décrite par MONNERET, sous le nom de *fièvre pseudo-intermittente hépatique*, enfin la description *des abcès hépatiques* par CRUVEILHIER. Mais à ces données théoriques, viennent se joindre les notions fournies par l'expérimentation et par l'anatomie pathologique. On ne se contente plus d'étudier les abcès biliaires, on cherche à pénétrer le mécanisme de leur formation ; en effet nous voyons CHARCOT et GOMBAULT provoquer des abcès biliaires à la suite de la ligature du cholédoque.

Puis viennent les travaux de NETTER et MARTHA 1889, de GILBERT et GIRODE 1890, de CHAUFFARD, de CHARRIN et de ROGER, puis la thèse de DUPRÉ sur *les infections biliaires 1891*, et celle de DOMINICI sur *les Angiocholites 1894*.

Mais l'étude de l'infection des voies biliaires, entre, on peut le dire dans la *phase chirurgicale* avec le mémoire de TERRIER, et sa communication au Congrès de Chirurgie de 1895.

Signalons les communications à la Société de Chirurgie de QUÉNU, LEJARS, MICHAUX, SCHWARTZ.

Les belles expériences relatées par MIGNOT dans sa thèse de 1896 : *Recherches expérimentales et anatomiques sur les cholécystites.*

Puis la remarquable thèse de LONGUET de 1896 sur *les cholécystites non calculeuses*, les travaux de RIEDEL, de KEHR, de LANGENBUCH, de FAURE et la communication de DELAGENIÈRE au Congrès de Chirurgie de 1898.

CHAPITRE II

Etiologie.

Nous avons trouvé dans la littérature médicale un nombre assez important d'observations qui nous relataient des faits de coexistence de cholécystite et d'appendicite. La fréquence de cette association morbide, nous a amené à considérer qu'il y avait là plus qu'une simple coïncidence. Nous avons alors pensé à la subordination de l'une des localisations inflammatoires à l'autre, ou, hypothèse qui nous a paru mieux en rapport avec la réalité des faits, nous avons songé à une cause plus générale qui dominerait et tiendrait sous sa dépendance l'une et l'autre infection à la fois.

Il en résulterait un véritable syndrome clinique, auquel on pourrait donner le nom de : *cholécysto-appendicite*.

Age. — Voici ce que nos observations nous apprennent sur le rôle de ce facteur :

Observation	I	Femme 40 ans.
Obs.	II	Femme 78 ans.
Obs.	III	Homme 30 ans.
Obs	IV	Homme 53 ans.
Obs.	V	Femme (âge non signalé).
Obs.	VI	Femme 54 ans.
Obs.	VII	Femme 21 ans.

Obs.	VIII	Homme 46 ans.
Obs.	IX	Femme 26 ans.
Obs.	X	Homme 25 ans.
Obs.	XI	Femme 30 ans.
Obs.	XII	Femme 46 ans.
Obs.	XIII	Homme 37 ans.
Obs.	XIV	Femme 36 ans.
Obs.	XV	Homme 41 ans
Obs.	XVI	Femme 33 ans.
Obs.	XVII	Femme 37 ans.
Obs.	XVIII	Homme 55 ans.
Obs.	XIX	Femme 28 ans.
Obs.	XX	Femme 42 ans.
Obs.	XXI	Homme 21 ans.
Obs.	XXII	Homme 34 ans.
Obs.	XXIII	Femme 50 ans.
Obs.	XXIV	Femme 54 ans.
Obs.	XXV	Homme 47 ans.
Obs.	XXVI	Femme 34 ans.
Obs.	XXVII	Femme (âge non indiqué, mais certainement âgée d'après l'observation.)
Obs.	XXVIII	Homme 32 ans.
Obs.	XXIX	Homme 63 ans.
Obs.	XXX	Homme 46 ans.
Obs.	XXXI	Femme 38 ans.
Obs.	XXXII	(Rien de signalé.)
Obs.	XXXIII	(Rien de signalé.)
Obs.	XXXIV	(Rien de signalé.)
Obs.	XXXV	(Rien de signalé.)
Obs.	XXXVI	Femme (âge non signalé.)

Obs.	XXXVII	Femme (âge non signalé,)
Obs.	XXXVIII	Femme 50 ans.
Obs.	XXXIX	(Rien de signalé.)
Obs.	XL	(Rien de signalé.)
Obs.	XLI	Homme 23 ans.
Obs.	XLII	Homme 56 ans.
Obs.	XLIII	Homme 25 ans.
Obs.	XLIV	Femme 42 ans.

Sur un total de 44 observations, nous trouvons 34 cas dans lesquels l'âge des malades est signalé.

AGE

21	30	41	50	63	78
21	30	42	50		
23	32	42	53		
25	33	46	54		
25	34	46	54		
26	34	46	55		
28	36	47	56		
	37				
	38				

Un premier fait à noter, c'est que le maximum de fréquence de la *cholécysto-appendicite*, se rencontre entre 30 et 50 ans, ce qui n'est pas l'époque de prédilection de la cholécystite et de l'appendicite isolées. En effet, en ce qui concerne la cholécystite, qui était calculeuse dans la plupart de nos observations, les recherches de RECKLINGHAUSEN nous apprennent que c'est après 60 ans, c'est-à-dire à un âge avancé, qu'on rencontre le plus souvent les calculs dans la vésicule.

D'autre part, et pour ce qui est de l'appendicite, c'est au contraire dans le jeune âge, avec maximum de 10 à 15 ans, qu'on est surtout exposé à la rencontrer. Si nous consultons la statistique de Jalaguier, nous voyons que c'est de 10 à 15 ans que l'affection est la plus fréquente. Brun et Mlle Gordon arrivent aux mêmes résultats, de même Bamberger, Fitz et Matterstock.

Dans la *cholécysto-appendicite*, les choses se passent tout autrement ; on dirait, les deux affections venant à se combiner, qu'une moyenne s'établit, et c'est à *l'âge adulte*, que cette association morbide se rencontre surtout.

Sexe. — Nous trouvons que dans 37 cas, le sexe est signalé :

21 femmes

16 hommes.

Contrairement à ce qui se passe dans l'appendicite, à laquelle les hommes sont beaucoup plus exposés, la proportion des femmes est ici beaucoup plus grande. Pour l'appendicite, Fitz trouve une proportion de 80 % chez les hommes et 20 % seulement chez les femmes. Talamon, 79 % chez les hommes et 21 % chez les femmes. Pravaz donne également la même proportion.

Dans nos observations, nous trouvons 21 femmes et 16 hommes ; donc 56 % et 43 %. Ici les choses se passent comme pour la cholécystite calculeuse simple, où le nombre de femmes est également plus considérable ; il est démontré que la femme est beaucoup plus que l'homme, sujette aux infections.

Etat défectueux du tube digestif. — Nous n'insistons pas sur l'état défectueux du tube digestif que nous trouvons signalé dans beaucoup de nos observations. Ce mauvais état du tube digestif, que l'on rencontre également dans tous les cas d'appendicite et dans presque toutes les infections biliaires, est certainement un important facteur, que l'on peut faire entrer en ligne de compte dans l'étiologie de la *Cholécysto-appendicite*.

Maladies infectieuses antérieures. — Les maladies infectieuses antérieures peuvent également être incriminées, surtout la grippe et la fièvre typhoïde ; nous en relevons des exemples dans quelques-unes de nos observations : Obs. I : le malade a eu il y a quatre ans une fièvre typhoïde grave. Obs. XLIII : le malade a eu la grippe et au moment où il est atteint de cholécysto-appendicite, il se trouve en convalescence de fièvre typhoïde.

Profession. — Nous ne trouvons rien de spécial.

CHAPITRE III

Pathogénie.

Pathogénie. — Pour pouvoir étudier le mécanisme de production de cette double affection, le problème se pose de la manière suivante : *La cholécystite est-elle la conséquence de l'appendicite ? L'appendicite est-elle provoquée par la cholécystite ? Ou bien encore les deux affections dépendent-elles d'une seule et même cause et se développent-elles en même temps ?*

M. Dieulafoy (1) ne pense pas que la cholécystite soit la conséquence de l'appendicite ; voici ce qu'il dit à ce sujet :

« On sait, en effet, avec quelle facilité se font les infections ascendantes d'origine appendiculaire. Ainsi dans le foie appendiculaire, l'infection qui aboutit à la purulence de l'organe, part du foyer appendiculaire et est transportée au foie par la voie ascendante des réseaux veineux qui aboutissent à la veine porte et au foie. Mais cette migration veineuse de l'infection n'a rien à voir avec l'infection de la vésicule biliaire ; c'est le foie qui

---

(1) Dieulafoy. — *Académie de médecine,* 16 juin 1903.
Presse médicale, 17 juin 1904.
Semaine médicale, 21 octobre 1903.
Pathologie interne, 1904.

est atteint et non la vésicule et la preuve c'est que dans les cas fort nombreux de foie appendiculaire, la vésicule est restée *indemne*. On peut alors se demander si l'in-fection partie du foyer appendiculaire ne pourrait pas atteindre la vésicule biliaire par voie ascendante à la faveur des lymphatiques et des adhérences qui relient l'appendice, l'intestin et la vésicule. Ce mode d'infection ascendante est celui qui aboutit à l'empyème sous-phrénique et à la pleurésie appendiculaire. En pareil cas, l'infection partie du foyer appendiculaire *primum movens* remonte le long du cæcum et du colon, gagne l'hypochondre, détermine souvent un empyème sous-phrénique, traverse le diaphragme perforé et envahit la cavité pleurale, etc... Mais en relisant les nombreuses observations où l'infection appendiculaire remontante a abouti à l'empyème sous-phrénique et à la pleurésie, on voit que la *cholécystite n'est pas signalée* ; l'infection a pu laisser sur les parois de la vésicule biliaire des traces de son passage, mais je le répète, elle n'a pas provoqué la cholécystite. »

Nous avons lu les nombreuses observations, où M. DIEULAFOY a décrit des accidents purulents du côté du foie et du côté de la plèvre, et où toujours la vésicule biliaire a été trouvée intacte ; nous avons également parcouru celles de M. LAPEYRE (1) dans la *Revue de Chirurgie* de 1901, où il n'est pas fait mention de lésions de la vésicule. En effet, il semble invraisemblable

---

(1) LAPEYRE. — *Complications de l'appendicite.*
Revue de chirurgie, 1901.

qu'une petite bride inflammatoire partie de la pointe de l'appendice et adhérente à la vésicule, puisse faire éclater à l'intérieur de ce réservoir des phénomènes d'infection. Nous partageons entièrement l'opinion de M. Dieulafoy sur ce point, mais là où nous ne nous rangeons pas à sa manière de voir, c'est quand il conclut :

« Or, si la vésicule biliaire échappe à la grande traînée infectieuse d'origine appendiculaire, qui remonte en s'épanouissant le long de l'intestin, autour et au-dessus du foie et jusque dans la cavité thoracique, est-il rationnel d'admettre qu'elle est infectée par la petite traînée qui la relie à l'appendice ? Je ne le crois pas : je pense que dans la majorité des cas, ce n'est pas l'appendicite qui provoque la cholécystiste, *mais c'est la cholécystite qui provoque l'appendicite ; l'infection n'est pas ascendante, elle est descendante.* »

M. Dieulafoy, en s'appuyant sur une série de faits cliniques, arrive à démontrer et à juste titre qu'une infection partie de l'appendice ne peut pas aller provoquer d'inflammation à l'intérieur de la vésicule ; mais étant donné que ce n'est pas l'appendice qui provoque la cholécystite, il en conclut que c'est la *cholécystite qui provoque l'appendicite* ; l'infection n'est pas *ascendante*, elle est *descendante*.

Nous ne pensons pas que l'on puisse se rattacher à l'avis de M. Dieulafoy. En effet, comment se fait-il qu'une lésion partie de l'appendice, déterminant autour d'elle un foyer d'inflammation et se dirigeant par propagation vers le foie, ne donne lieu à aucune manifestation du côté de la vésicule et qu'inversement une lésion partie de la vésicule, *détermine à coup sûr une appendicite* ?

Ce mécanisme paraît être tout à fait invraisemblable. Imaginons une lésion partie de la vésicule, une péri-cholécystite gagnant de proche en proche l'appendice, et jetant ainsi sur lui, une série de tractus inflammatoires ; tout au plus en résultera-t-il de la *peri-appendicite*, qui par ses fausses membranes ne pourrait que *protéger* l'appendice, et mettre sa cavité à l'abri d'une infection venue de la cavité peritonéale. Comment expliquer alors la provenance du pus contenu dans l'appendice, et qui a été trouvé et mentionné dans la plupart de nos observations ?

Donc puisque, à notre avis, il semble qu'une appendicite ne saurait provoquer une cholécystite, il paraît certain qu'à son tour une cholécystite ne pourra jamais déterminer des manifestations inflammatoires à l'intérieur de l'appendice. Pour appuyer sa manière de voir, M. Dieulafoy s'exprime ainsi :

« Du reste dans le plus grand nombre des observations, vingt-cinq fois au moins sur trente, on voit que ce sont les symptômes des lésions biliaires qui ouvrent la scène ; les symptômes de l'appendicite n'apparaissent que secondairement, quelques jours, quelques semaines, quelques mois plus tard. »

Bien qu'il ne faille pas attacher à cet argument une trop grande importance, nous voyons d'après nos observations, que ce ne sont pas comme le dit M. Dieulafoy,

les manifestations biliaires qui ouvrent la scène, mais
bien au contraire les manifestations appendiculaires :

Obs.	VI	Début par douleurs rappelant l'appendicite.		
Obs.	X	—	—	—
Obs.	XII	Début par symptômes d'appendicite.		
Obs.	XV	—	—	—
Obs.	XVI	—	—	—
Obs.	XVII	—	—	—
Obs.	XIX	—	—	—
Obs.	XXI	—	—	—
Obs.	XXIV	—	—	—
Obs.	XXXVII	—	—	—
Obs.	XXVIII	—	—	—
Obs.	XXIX	—	—	—
Obs.	XXXV	—	—	—
Obs.	XXXVII	—	—	—
Obs.	XXXVIII	—	—	—

Donc dans 15 observations sur 44, la scène morbide
semble s'ouvrir par des symptômes d'appendicite ; nous
trouvons là une proportion un peu plus forte que celle
qu'indique M. DIEULAFOY. Mais nous verrons plus tard
l'importance qu'il faut attribuer à ce signe.

M. ADOLF BECKER (1), dans son excellente monographie sur l'*association de la cholécystite et de l'appendicite*, ne résout pas le problème.

MM. TRIPIER et PAVIOT (2) estiment que la coexistence de l'appendicite et de la cholécystite n'est pas

---

(1) A. BECKER. — *Deutsche Zeitschrift f. chirurgie*, 1903.

(2) TRIPIER et PAVIOT. — *Péritonite sous-hépatique d'origine
vésiculaire.*

fortuite. Pour eux l'infection est également descendante, et le *primum movens* serait une péritonite sous-hépatique d'origine vésiculaire, qui secondairement déterminerait de l'appendicite. Ils s'appuient sur le fait suivant : sur les appendices enlevés soit à chaud, soit à froid, ils ont toujours constaté les caractères de péritonite appendiculaire, se manifestant au microscope par la dilatation des capillaires, par une augmentation du nombre des cellules et par une plus grande quantité de fibrine.

A côté de cela, disent-ils, ils ont très souvent constaté une intégrité de la muqueuse appendiculaire, des glandes et des follicules clos. Pour eux la présence d'anneaux scléreux avec dilatation au-dessous de l'anneau, les perforations, la gangrène de l'appendice ne sont *que des manifestations secondaires à l'inflammation péritonéale.* Selon ces auteurs l'appendice ne fait que *subir le processus qui l'entoure ;* ils renversent ainsi toutes les notions péniblement acquises jusqu'à ce jour, sur la pathogénie de l'appendicite ; en effet, voici ce qu'ils disent :

« Le jour où les chirurgiens ne renverseront pas les rôles et voudront songer au cholécyste, même quand les manifestations péritonitiques seront plus bas vers l'appendice, on verra que toujours la vésicule biliaire est malade. Certains abcès sous-phréniques, certaines pleurésies ne seront plus rapportés à une infection appendiculaire remontante, mais celle-ci passera à un plan secondaire, et l'on restituera à la vésicule tous les méfaits dont on a accusé l'appendice. On ne parlera plus de « foie appendiculaire ».

MM. Tripier et Paviot, dans leur monographie, admettent comme M. Dieulafoy, l'infection descendante. Seulement ils revendiquent la priorité de cette hypothèse.

L'excellent travail de MM. Tripier et Paviot contient un certain nombre d'observations très concluantes de péritonite sous-hépatique ayant déterminé des lésions au voisinage de l'appendice. Mais ces brides qui unissent le caecum à l'appendice, ne prouvent pas que les deux lésions, cholécystite et appendicite, aient coexisté sur le même malade. De ce qu'il se trouve une adhérence sur l'appendice, il n'est pas permis de conclure qu'il y ait eu appendicite et dans ces cas l'hypothèse de péritonite sous-hépatique d'origine vésiculaire, est parfaitement admissible.

Mais dans les observations que nous rapportons, il est impossible de partager la manière de voir de MM. Tripier et Paviot qui disent : « Que la crise appendiculaire est produite par *l'éclosion d'une péritonite péri-appendiculaire*, ne relevant sûrement pas d'une lésion de dedans en dehors de l'appendice. »

Comme toute appendicite s'accompagne d'une réaction inflammatoire sur le péritoine qui l'environne, il est parfaitement possible, que la réaction péritonéale puisse contribuer dans une certaine mesure à l'éclosion de l'élément douleur. Mais on pourrait objecter à MM. Tripier et Paviot que dans des appendicites franches nous avons bien souvent vu réséquer l'appendice, et toujours nous avons vu disparaître cet élément douleur. En enlevant l'appendice, on n'avait pas touché au foyer d'infection péritonéal qui persistait dans la cavité ab-

dominale et pourtant comment se faisait-il que la douleur disparaissait ? C'est, vous semble-t-il, qu'on avait
enlevé *le principal foyer*, cause de douleur et cause d'infection.

MM. TRIPIER et PAVIOT ajoutent : « Ce n'est que
dans les cas tout à fait exceptionnels, que l'inflammation périappendiculaire relève d'une lésion primitive de
l'appendice ; car dans la plupart des cas la péritonite
vient *d'en haut*, qu'elle soit adhésive et sèche, suppurée
ou gangréneuse. » « L'ancienne perityphlite à laquelle
on accordait, comme origine, des lésions caecales n'est
pas plus vraie d'ailleurs que l'appendicite considérée
aujourd'hui comme la cause de tous les maux du péritoine. »

« L'appendice est pris ou non dans le foyer, il y
subit passivement les altérations que comportent la
nature, l'évolution et l'intensité de cette inflammation
péritonéale, mais n'y est pour rien, du moins à l'origine. »

En somme, d'après MM. TRIPIER et PAVIOT, l'appendice ne jouerait plus qu'un rôle secondaire dans la
pathologie abdominale ; s'il est douloureux, s'il se
congestionne, s'il se perfore, s'il se gangrène, c'est
uniquement parce qu'il se trouve en contact avec une
péritonite partie de la vésicule biliaire. On pourrait se
demander comment il se fait que c'est sur l'appendice
que cette péritonite va de préférence porter ses méfaits ;
pourquoi ne voyons-nous pas avec la même fréquence
des perforations et des gangrènes sur le caecum, des
perforations de l'intestin grêle, ou d'autres organes
abdominaux ? MM. TRIPIER et PAVIOT disent que si

les lésions sont plus fréquentes sur le caecum et sur l'appendice, c'est en raison de la fixité du caecum et de l'appendice. Mais nous savons que l'appendice est un organe excessivement mobile : on sait avec quelle facilité il peut s'engager dans les anneaux herniaires et pourtant les perforations sont plus fréquentes sur l'appendice que sur le caecum qui est un organe fixe. Si les hypothèses de MM. Tripier et Paviot étaient fondées, si comme ils le disent, l'appendice subit passivement les altérations que comportent la nature, l'évolution et l'intensité de cette inflammation péritonéale, comment expliquer alors les phénomènes de péri-appendicite et les accidents qui en sont la conséquence dans les cas de *hernies de l'appendice étranglées*, que nous avons étudiées dans un précédent travail. On ne pourra pourtant pas dans ces hernies, incriminer une péritonite partie de la vésicule biliaire et venue par propagation jusqu'à l'anneau crural, pour y déterminer des accidents. Il faudra donc admettre, que dans ce cas, il y a une péri-appendicite partie d'un foyer appendiculaire, et que cette péri-appendicite, a été la lésion primitive.

En somme, M. Dieulafoy et MM. Tripier et Paviot comparent ce qui se passe entre la vésicule et l'appen—dice à ce que MM. Pozzi (1) et Barnsby (2), se basant

---

(1) Pozzi. — *Appendicite. Bull. Soc, chir.*, 8 décembre 1888.
Adhérences de l'appendice aux pyosalpinx droits. Bull. Soc. de chir., 1898, t. XVI, p. 750.
Salpingites d'origine intestinale. Bull. Soc. de chir., 1890, t. XVI, p. 779.

(2) Barnsby. — *Appendicite et annexite.* Thèse, Paris, 1898.

sur les recherches de M. Poirier, ont déjà démontré
pour l'appendicite et les annexites. Il se formerait des
néo-membranes de péritonite plastique qui ne tardent
pas, dit M. Pozzi, à s'entourer d'une atmosphère péri-
vasculaire, à travers laquelle les microbes de l'intestin
peuvent passer librement. M. Pozzi est parti de cette
idée, pour admettre même une salpingite d'origine
intestinale.

Mais pour ce qui concerne la cholécysto-appendicite,
le rôle des néo-membranes entre la vésicule biliaire et
l'appendice doit être en quelque sorte comparable, à
celui que leur assigne M. Quénu (1), au sujet des relations de l'appendicite et de l'annexite :

« Ce sont des altérations sèches *péritubaires*, plutôt
que tubaires. Il n'existe du côté des annexes que des
dégâts de surface. »

Il semble donc peu probable qu'une cholécystite
puisse déterminer une appendicite, ou qu'inversement
une appendicite puisse provoquer une cholécystite.

M. Kehr (2), dont nous avons mentionné plus loin
les observations, a écrit que la coexistence d'une appendicite et d'une cholécystite sur un même malade, sont
les effets d'une même cause, d'une même infection ;
c'est à cette manière de voir que nous nous rangeons.

Nous ne voulons pas dire par là que les deux infections vésiculaire et appendiculaire, présentent à la fois
la même intensité sur le même sujet : Nous verrons

---

(1) Quénu. — *Journal des praticiens*, 1898, p. 227.
(2) *Deutsche medicinal Zeitung*, 1903, n° 13.

que dans la plupart des cas, l'une des deux affections
l'emporte sur l'autre en intensité. C'est ce qui explique
la différence d'interprétation pathogénique, que nous
trouvons chez les auteurs qui se sont occupés de cette
question. C'est ce qui nous explique aussi pourquoi,
dans nos observations, chez tel malade les symptômes
douloureux étaient plus marqués du côté de la vésicule biliaire, chez tel autre, ils étaient surtout intenses, dans la région iléo-caecale. Mais ce que nous
pensons, c'est que les deux cavités, vésiculaire et appendiculaire, semblaient être atteintes par *un même processus inflammatoire* : nous ne voulons pas par là, reje-
ter entièrement le rôle pathogénique de la péritonite,
invoquée par certains auteurs, mais nous pensons que
cette péritonite n'agira que comme cause *occasionnelle*
et non pas comme cause déterminante. Nous aurons
occasion, d'ailleurs, de revenir plus loin sur cette manière de voir.

Indications tirées de l'Anatomie. — Si nous établis-
sons une comparaison entre les *deux diverticules : vésiculaire et appendiculaire*, nous voyons ces deux organes
ne jouer dans l'économie qu'un rôle tout à fait effacé ;
nous nous associons à ce sujet à l'humoristique réflexion
de KEHR (1). « Avec la vésicule biliaire et l'appendice, on ne devrait pas agir si timidement. Ces deux
organes n'ont d'autre raison d'être, que d'ennuyer
l'humanité et, si l'on jette un coup d'œil sur le mal
indescriptible, que ces deux appendices amènent jour-

---

(1) KEHR. — *Beitræge zur Bauchchirurgie. Neue Folge.*

nellement dans le monde, il ne faut pas trop longtemps attendre, pour les éliminer de l'organisme et les plonger dans de l'alcool dénaturé, parce qu'ils ne méritent pas d'alcool absolu. »

Si la structure histologique de la vésicule, n'est pas superposable à celle de l'appendice, la vésicule ne contenant pas comme l'appendice de follicules clos ; s'il est bien établi, qu'il n'existe entre ces deux organes aucune communication lymphathique et vasculaire, il n'en est pas moins vrai, qu'au point de vue clinique ces deux diverticules se ressemblent profondément : *mêmes réactions vis-à-vis de l'infection, même tendance à la gangrène, à la perforation,* etc.

D'après JEANSELME (1) : « Les ulcérations des follicules clos ou agminés qui sont la caractéristique anatomique de la fièvre typhoïde, ne se limitent pas toujours à l'intestin grêle. HOFFMANN, sur 233 autopsies, a constaté 47 fois l'extension des lésions au caecum et à son appendice. Quelquefois, elles y sont assez prédominantes pour mériter le nom de : *Typhlite typhoïde.* Elles peuvent même n'exister que dans le prolongement iléo-caecal. »

D'autre part, en ce qui concerne la vésicule biliaire, l'importance des déterminations anatomiques et cliniques n'est plus à démontrer. Toutes les formes de la cholécystite et de l'angiocholite, depuis les formes légères, superficielles catarrhales, jusqu'aux formes

---

(1) JEANSELME. — *Article Appendicite.*
In Traité Debove Achard.

ulcéreuses (ANDRAL, JENNER, CHARCOT cité par TROUS-
SEAU, GRISOLLE), purulentes (LOUIS, ANDRAL, JENNER,
LEUDET, HOELSCHER (5 fois sur 2,000 autopsies), DOP-
FER (0,2 p. 100), HAGENMULLER (Thèse, 8 fois sur
18 cas) et même perforantes, y sont notées.

D'autre part, M. BERNHEIM (1) dans ses *Cliniques
médicales*, a attiré le premier l'attention sur les cas de
lithiase vésiculaire consécutifs à la fièvre typhoïde, et
on est d'accord aujourd'hui pour rattacher la lithiase
biliaire, depuis les travaux anatomiques et expérimen-
taux de NAUNYN (2), GILBERT et LEREBOULLET, etc...,
à une cholécystite catarrhale atténuée et superficielle.

Ces faits prouvent que les deux appendices, vésiculaire et iléo-caecal, présentent les mêmes réactions, et
sont exposés aux mêmes altérations devant certains
agents infectieux comme le bacille typhique, qui offrent
leur localisation prédominante, sur le tractus intestinal.

Ce qui nous confirme maintenant notre manière de
voir, que nous exposions plus haut, et nous pousse à
admèttre la simultanéité des deux affections vésiculaire et appendiculaire, sur le même sujet, ce sont les
études intéressantes sur *l'infection* que MM. Gilbert,
Lereboullet et Lippmann ont faites et dont ils ont fait
part récemment à la Société de Biologie.

GILBERT et LEREBOULLET (3) ont montré que le tube
digestif contient à l'état normal une quantité considé-

---

(1) BERNHEIM. — *Cliniques médicales.*
(2) NAUNYN. — *Klinik der Cholelithiasis.*
(3) GILBERT et LEREBOULLET. — *Société de Biologie*, 23 mai 1903.

rable de microbes. Mais si ces microbes pullulent dans l'intestin, il n'en est pas moins vrai, qu'à l'état de fonctionnement normal du tractus intestinal, jamais ils ne pénètrent dans l'intimité de ses parois. Les voies biliaires, dans leur tiers inférieur, sont aussi normalement habitées par les microbes anaérobies ; ces voies biliaires contiennent de nombreux conduits glandulaires dans lesquels les microbes s'introduisent facilement ; mais à l'état normal ils ne pénètrent pas dans la profondeur.

Plus tard GILBERT et LIPPMANN (1), dans leurs recherches, ont constaté que toutes les voies biliaires extra-hépatiques étaient habitées par les microbes anaérobies ; nous sommes donc loin de croire comme l'écrivait DUPRÉ (2) il y a une dizaine d'années, que la vésicule biliaire est un réservoir aseptique ; elle contient toujours à l'état normal une quantité considérable de microbes anaérobies.

GILBERT et LIPPMANN ont également fait des recherches sur l'appendice et ils ont constaté que cet organe était lui aussi, tout comme la vésicule biliaire, habité normalement par les mêmes microbes ; de même que pour la vésicule, l'infection est ici purement *cavitaire*.

La parallèle que nous voulons établir entre les deux appendices vésiculaire et iléo-caecal, peut donc être poursuivi sur le terrain bactériologique, et sur le terrain anatomique et clinique. Voici donc résumées les choses, telles qu'elles se passent chez des individus bien portants. Mais il n'en est pas toujours ainsi : chez

---

(1) GILBERT et LIPPMANN. — *Société de Biologie*, 14 et 21 juin 1902.
(2) DUPRÉ. — *Les infections biliaires*. Thèse, Paris, 1901.

certains individus, sous l'influence d'une cause spéciale, sur laquelle nous insisterons plus tard, cette infection de l'appendice et de la vésicule biliaire, qui tout à l'heure encore était vestibulaire et cavitaire, va pénétrer plus avant dans les tractus biliaire et appendiculaire, gagner ainsi l'épaisseur de leurs parois et atteindre même les conduits glandulaires.

Dans leurs travaux sur les *Infections biliaires chroniques*, GILBERT et LEREBOULLET ont mis en lumière cette pénétration par les microbes des parois biliaires : ils ont constaté le même phénomène dans les parois de l'appendice : Les orifices glandulaires se prenaient, déterminant ainsi de véritables *canaliculites multiples*.

Sans aller aussi loin que MM. GILBERT et LEREBOULLET qui invoquent chez ces sujets atteints d'infections multiples, une *véritable diathèse d'auto-infection*, il n'en est pas moins vrai, que cette opinion est conforme à notre manière de voir, sur la cause dont dépendent au même titre la cholécystite et l'appendicite associées. Le point important que ces auteurs ont mis en évidence, c'est d'avoir constaté que *les voies biliaires s'infectaient* quand *l'appendice s'infectait* ; il y avait *coexistence des deux infections*.

MM. GILBERT et LEREBOULLET ont pu vérifier leurs travaux par la clinique. Ils ont observé de nombreux malades atteints d'infections biliaires chroniques, et ils ont constaté que l'infection biliaire n'était jamais seule en cause. Toujours ils ont pu se rendre compte, que cette infection atteignait en même temps bien des organes et gagnait à peu près *tous les conduits glandulaires* venant s'ouvrir dans le tube digestif : ces malades

atteints d'infection biliaire, avaient également des paro-
tidites, des stomatites, des angines, des sinusites, des
périostites alvéolo-dentaires, *des appendicites*, etc. Bien
souvent, il y avait coexistence de furoncles, de coryza,
d'otites, de dacryocystites, etc...

Et si nous nous reportons à notre observation XV,
nous voyons que KEHR dans un cas où il avait diagnos-
tiqué la coexistence de l'appendicite et de la cholélithiase, trouva en même temps une *pancréatite chronique*,
ce qui vient pleinement confirmer les idées de Gilbert
et Lereboullet.

MOYNIHAM (1) signale également la fréquence de la
pancréatite, accompagnant la cholélithiase.

Mais le point intéressant de la question et sur lequel
insistent plus particulièrement MM. GILBERT et LERE-
BOULLET, c'est *la coïncidence de l'appendicite* et de *la
cholémie familiale* ou d'une *autre forme d'infection
biliaire chronique*. Les manifestations appendiculaires
qu'ont présentées leurs malades atteints d'infection
biliaire n'ont pas été simplement de pures constatations
cliniques. Ces auteurs ont eu recours à l'examen bactériologique, et très souvent ils ont eu l'occasion de
vérifier leur diagnostic ; ils ont pu se rendre compte,
que les lésions de l'appendicite existaient réellement.

Enfin, notre maître M. le Professeur WEISS (2), a
très souvent attiré notre attention sur des cas de subictère, qui survenait le second ou le troisième jour
après l'opération, chez des malades opérés d'appendicite

---

(1) MOYNIHAM. — *Lancet*, 6 juin 1903.
(2) WEISS. — *Communication verbale*.

à chaud, contrairement à ce qui se passait dans les cas où l'on pratiquait d'autres interventions abdominales.

Ce subictère, indice d'une infection atténuée des voies biliaires, atteste une fois de plus la sympathie qui unit l'infection des voies biliaires à l'infection vésiculaire.

Dans des autopsies d'individus qui étaient atteints de maladies des voies biliaires avérées, MM. GILBERT et LEREBOULLET ont trouvé sur le même sujet, à la fois *des lésions des voies biliaires, de l'appendice* et *du pancréas*.

Dans une publication récente, J. WIENER (1) montre les rapports fréquents *de la pancréatite aiguë* et *de la cholélithiase*.

Nous sommes loin de l'hypothèse de MM. TRIPIER et PAVIOT qui n'attribuent plus aucun rôle à l'appendice, dans la formation de l'appendicite et de ses complications abdominales.

Une observation particulièrement intéressante de MM. GILBERT et LEREBOULLET trouvera facilement sa place ici, pour montrer la concomitance d'infection des voies biliaires et de l'appendice :

Observation GILBERT et LEREBOULET (2).

(*Société Biol.*, 23 mai 1903.)

Un malade entre à l'hôpital pour un rhumatisme articulaire aigu avec déterminations viscérales. Son examen et son interrogatoire permettent d'affirmer qu'il est

---

(1) J. WIENER. — *Les relations de la cholélithiase avec la pancréatite aiguë. New-York med. journ.*, 1903, 16 mai.
(2) GILBERT et LEREBOULLET. — *Société Biol.*, 23 mai 1903.

depuis l'enfance atteint de cholémie simple familiale. Il meurt après quelques jours passés à l'hôpital, et l'autopsie montre, outre les lésions pleurales et cardiaques d'un rhumatisme viscéral en pleine activité, *un foie, un pancréas, un appendice*, en apparence sains, en réalité atteints de lésions évidentes, que révèle l'examen histologique. Dans le foie, on trouve deux ordres de lésions : lésions anciennes d'*angiocholite chronique* amenant par place l'oblitération complète des voies biliaires, analogues à celles déjà vues par nous dans d'autres cas de cholémie familiale ; lésions *récentes* (*nodules infecticux, infections leucocytiques des espaces*), dont on retrouve l'origine biliaire, et qui paraissent s'être développés d'une manière ultime. Le pancréas présente d'une part des altérations inflammatoires notables de ses canaux excréteurs gros et petits, ceux-ci étant par places en voie de disparition complète ; d'autre part *sclérose périacineuse* et même *péricellulaire* sans sclérose périlobulaire. Enfin l'*appendice* présente des lésions *typiques d'appendicite folliculaire hypertrophique.*

Cette observation nous démontre nettement la coexistence de l'appendicite, avec l'infection des voies biliaires.

Autre observation (GILBERT et LEREBOULLET).

Sujet mort d'*appendicite suppurée*, dont le foie présente des lésions nettes *d'angiocholite chronique* dans les espaces porto-biliaires, le canal biliaire à paroi épaissie et à lumière remplie par des débris de cellules épithéliales et de leucocytes, contraste avec l'artère et la *veine porte restées normales.*

Ces deux observations où l'anatomie pathologique est scrupuleusement détaillée, viennent pleinement confirmer l'hypothèse que l'infection biliaire et l'infection appendiculaire sont dues à une seule et même cause, qu'elles sont d'origine intestinale, et qu'elles semblent se développer en même temps sur un même sujet.

La dernière de ces deux observations montre, en effet, que l'appendice et le foie sont lésés et que pourtant la veine porte et la veine hépatique sont indemnes. Par où se serait propagée cette infection hépatique si ce n'est par l'orifice intestinal des voies biliaires.

Donc l'infection atteindra d'abord les parois du tube digestif ; elle gagnera ensuite les voies biliaires et l'appendice et agira avec plus ou moins d'intensité suivant que l'organisme sera plus ou moins apte à réagir vis-à-vis d'elle. Dans une première phase il pourra en résulter des modifications superficielles des muqueuses vésiculaire et appendiculaire, qui ne se traduiront que par un état catarrhal ; mais dans une phase, plus accentuée, les voies biliaires réagiront plus énergiquement et il pourra se produire des modifications *pyogènes, lithogènes* ou *cirrhogènes.*

Voici ce que disent MM. GILBERT et LEREBOULLET : « La résistance du terrain est-elle faible, la virulence des germes est-elle marquée, l'exode leucocytaire provoquée par l'infection ascendante aboutit rapidement à la formation de pus ; les *suppurations biliaires,* pancréatiques, *appendiculaires,* salivaires isolées ou associées sont autant d'exemples de ces canaliculites pyogènes. »

« Surajouté ou non aux deux précédents, un processus défensif peut intervenir : *le processus lithogène.* »

En effet, à la Société médicale des hôpitaux du 2 novembre 1900, MM. GILBERT et LEREBOULLET (1) ont montré que la formation des calculs dans les voies biliaires devait toujours être attribuée à une infection de ces voies. La formation de calculs serait une réaction de défense de l'organisme contre l'infection vésiculaire.

Cette longue discussion pathogénique met en évidence les faits suivants : il semble qu'une cholécystite seule, ne pourra jamais, comme l'affirment M. DIEULAFOY et MM. TRIPIER et PAVIOT, par la seule péritonite qu'elle développe autour d'elle, provoquer une appendicite ; inversement il paraît impossible qu'une appendicite puisse déterminer une cholécystite.

Les deux infections apparaissent en même temps dans les deux organes : la clinique, la bactériologie, les autopsies semblent le démontrer suffisamment.

Cette question résolue, une autre se présente. S'il est vrai que l'appendicite et la cholécystite ne soient pas subordonnées l'une à l'autre, quelle est donc cette cause générale d'où elles dépendent toutes deux ? Bien souvent nous avons entendu dans leur enseignement clinique nos maîtres, MM. les Professeurs GROSS et WEISS, dire que l'appendicite avait surtout pour origine une infection générale. Ne serait-ce donc pas cette infection générale, qui conditionnerait les deux infections vésiculaire et appendiculaire parallèles et superposables,

---

(1) GILBERT et LEREBOULLET. — *Soc. méd. des hôpitaux*, 1900.

puisqu'en somme l'infection de la vésicule biliaire semble en tous points pouvoir être superposée à celle de l'appendicite ?

Ainsi que GILBERT, LEREBOULLET et LIPPMANN l'ont démontré, c'est l'exaltation de virulence des micro-organismes qui se rencontrent normalement dans la vésicule et dans l'appendice, qui déterminerait l'inflammation plus ou moins vive du cholécyste et de l'appendice.

M. JALAGUIER attribue aussi à l'infection générale un grand rôle dans la pathogénie de l'appendicite : « Plus j'étudie l'appendicite, écrit-il, et plus je tends à la considérer dans certains cas au moins, comme une manifestation de l'infection générale. »

SAHLI avait dénommé l'appendicite « *l'angine de l'appendice caecal* ». On a comparé l'appendicite à l'amygdalite, et les observations sont nombreuses où elle a été constatée à la suite d'affections fébriles diverses ; on en cite de nombreux exemples consécutifs aux oreillons, à la grippe, à la varicelle, à la rougeole, etc.

Ne voyons-nous pas la même chose se produire dans la plupart des infections des voies biliaires : l'organisme est mis en état de moindre résistance par des maladies infectieuses, et les troubles gastro-intestinaux qui accompagnent ces maladies, accroissent la virulence des microbes du tube digestif. Tantôt c'est le *typhus abdominal*, comme nous le verrons plus loin, tantôt la *pneumonie*, ou bien la *tuberculose*, la *grippe*, l'*impaludisme*, *etc*. Exemple dans l'obs. XLIII où nous trouvons dans les antécédents du malade la grippe, et au moment où il est atteint de cholécystite et d'appendicite combinées, il se trouve en convalescence de fièvre typhoïde.

Qu'en résulte-t-il ? d'abord un ralentissement notable du mouvement de la bile, dû à l'atonie, à la parésie de la musculature de l'appareil vecteur de cette bile, puis, des modifications chimiques qui favorisent son infection.

Et ces maladies générales, cause première de la *cholécysto-appendicite*, peuvent remonter à une époque assez éloignée ; elles ont laissé sur la vésicule biliaire et sur l'appendice des altérations inflammatoires légères, qui pourront éclater d'une manière plus violente sous l'influence d'une cause occasionnelle.

CHAPITRE IV

Bactériologie.

Il est regrettable, que dans la plupart des observations de *cholécysto-appendicite*, il n'ait pas été pratiqué d'examen bactériologique systématique. C'est cette pénurie de documents qui fait que notre chapitre de bactériologie sera nécessairement bref.

Malgré cela, nous nous sommes adressé aux cas de cholécystites et d'appendicites isolées, et nous avons cru pouvoir établir une analogie, entre les flores microbiennes vésiculaires et appendiculaires.

GILBERT et LIPPMANN (1) ont étudié le contenu bactériologique de la vésicule biliaire chez l'homme, à l'état pathologique. Ils se sont basés sur dix observations. Voici comment procédaient ces auteurs :

« Assistant à l'opération, aussitôt la vésicule découverte, nous enfonçions dans celle-ci, avant toute incision, une pipette stérilisée et recueillions ainsi une grande quantité de liquide. Ce dernier était examiné directement, puis ensemencé en milieux *aérobies* et *anaérobies*. (Tubes de LIBORIUS. Méthode de VEILLON et ZUBER).

MM. GILBERT et LIPPMANN ont obtenu des résultats

---

(1) GILBERT et LIPPMANN. — Société de biologie, 19 juillet 1903.

positifs dans six de leurs observations, et les ont groupés
dans le tableau suivant :

PRISES	CULTURES ANAÉROBIES	CULTURES AÉROBIES
I.	Coli Bacille...............	Coli Bacille
II.	Ramosus................ Micrococcus ovalis........	O
III.	Coli Bacille............. Funduliformis............	Coli Bacille
IV.	Perfringens............. Micrococcus ovalis........ Streptococcus anaerobius. Radiiformis.............	O
V.	Micrococcus ovalis........ Streptococcus anaerobius. Radiiformis............. Coli Bacille.............	O
VI.	Streptococcus anaerobius.	O

Si dans quelques cas GILBERT et LIPPMANN ont
obtenu le coli-bacille en culture aérobie, il n'en est pas
moins vrai que dans la plupart des observations il s'agit
de microbes *anaérobies*.

Si nous nous adressons maintenant à des analyses
bactériologiques faites pour des cas d'appendicites isolées, nous trouvons des résultats en tous points sem-
blables.

C'est MACAIGNE qui a signalé dans l'appendicite,
l'association du bactérium-coli et du streptocoque.

Achard (1) a démontré qu'à côté du *coli-bacille*, on trouvait souvent le *streptocoque*, le *staphylocoque*, le *pneumocoque* et *divers saprophytes*.

Veillon et Zuber attachent une importance moins grande au coli-bacille et au streptocoque dans la pathogénie de l'appendicite. Pour eux la fétidité du pus, la tendance à la gangrène, la perforation, les symptômes d'intoxication, seraient dus à des microbes *anaérobies*, que l'on trouve constamment dans les collections péri-appendiculaires, et qui jusqu'à ces derniers temps n'étaient pas connus.

Veillon et Zuber trouvent donc pour l'appendicite, ce que Gilbert et Lippmann ont si nettement mis en évidence pour la cholécystite.

Des quelques examens bactériologiques qui ont été pratiqués, il paraît ressortir ce fait : La flore microbienne trouvée dans l'appendice est fondamentalement semblable à celle que l'on a observée dans la vésicule biliaire. Cette identité des espèces microbiennes établit un lien de plus, entre le processus appendiculaire et le processus vésiculaire et contribue à démontrer la subordination des deux affections à une cause univoque.

Ces constatations bactériologiques et les conclusions qu'elles comportent, ne font donc que corroborer les faits auxquels la discussion pathogénique nous a déjà conduits.

------

(1) Achard et Broca. — *Bactériologie de vingt cas d'appendicite suppurée.*
Bull. de la Soc. méd. des hôp., 26 mars 1897.

CHAPITRE V

Anatomie pathologique.

Dans l'association de la cholécystite et de l'appendicite, il y a une triple lésion à envisager :

    1° Lésion de la vésicule (*cholécystite*) ;

    2°   —   — l'appendice (*appendicite*) ;

    3°   —   — du péritoine (*péritonite*).

Nous croyons inutile de faire une description anatomo-pathologique des lésions vésiculaires et appendiculaires, qui sont actuellement fort bien connues, et nous nous bornerons à la description des manifestations périvésiculaires et périappendiculaires, parce que ce sont elles qui impriment à l'association de la cholécystite et de l'appendicite une allure particulière.

Il se passe autour de la vésicule biliaire et de l'appendice ce que MM. Tripier et Paviot (1) ont étudié sous le nom de *péritonite sous-hépatique*, et nous ne saurions en donner une meilleure description que celle donnée par ces auteurs :

« Les parois de la vésicule biliaire sont épaissies et rétractées sur deux calculs ayant chacun le volume d'une noisette. De la vésicule et des parties voisines, latérales, postérieures et surtout antérieures de la face

____

(1) Tripier et Paviot. — *Péritonite sous-hépatique d'origine vésiculaire.*

inférieure du foie, partent de nombreux tractus sem-
blables à des membranes fibreuses, minces et irrégu-
lières, entrecroisées en tous sens, qui vont se fixer sur
la première portion du duodenum jusqu'au pylore ;
puis en avant sur la plus grande partie du côlon transverse, en s'étendant à droite sur le côlon ascendant ;
celui-ci est remonté en formant une inflexion ; les adhérences arrivent jusqu'à trois travers de doigt au-
dessus du fond du caecum. Du reste l'inflammation
paraît propagée jusqu'à l'appendice, qui est recourbé
et adhère au caecum. Enfin le grand épiploon vient en
un point se confondre avec les adhérences situées entre
le bord du foie et le côlon transverse, où il est solidement fixé. »

Un peu plus loin MM. Tripier et Paviot disent :
« L'appendice est très allongé; ayant près de 15 centimètres et une direction ascendante. Il est en rapport
avec la face externe du méso-côlon ascendant, et son
extrémité adhère à l'angle droit du côlon. Il existe à ce
niveau des brides fibreuses anciennes, reliant l'appendice au coude du côlon, et des adhérences membraneuses
très accentuées reliant d'autre part, le côlon transverse
et la première portion du duodenum à la face inférieure
du foie et à la vésicule. »

Et c'est cette disposition que nous trouvons signalée
dans la plupart de nos observations :

Obs. II : Traînées d'exsudats agglutinant entre eux
la vésicule, le côlon, le caecum et l'appendice.

Obs. IX : Caecum entouré de fausses membranes ;
appendice coudé par une adhérence : vésicule biliaire

dilatée, fortement tendue et fixée solidement au côlon ascendant par de fortes adhérences qui se continuent jusqu'au caecum. L'épiploon est également soudé à la vésicule biliaire par des adhérences.

Mêmes lésions dans l'obs. XI.

Dans certaines observations comme l'obs. X les adhérences sont plus marquées sur l'appendice que sur la vésicule, c'est ce qui nous porte à croire, que l'appendice entre pour une part *aussi grande* que le vésicule dans la formation de cette péritonite localisée, contrairement à l'opinion de MM. TRIPIER et PAVIOT qui mettent l'appendice au deuxième plan et qui attribuent les lésions du péritoine à une inflammation partie de la vésicule.

Obs. XVIII : Adhérences très étendues de la vésicule biliaire et de l'appendice avec les organes voisins.

Obs. XXII : Le cæcum est couvert de couennes péritonéales blanches et brillantes qui renferment dans leur masse l'appendice complètement oblitéré et soudé au cæcum. Vésicule adhérente à l'épiploon, à l'estomac et au duodenum.

Obs. XXV : Adhérences étendues entre la paroi antérieure du ventre, le foie, l'épiploon, la vésicule biliaire et le colon transverse ; le colon ascendant et le cæcum étaient fortement tassés l'un sur l'autre, et soudés à la paroi antérieure du ventre. L'appendice était enclavé dans des adhérences.

Obs. XXXI : Vésicule biliaire augmentée de volume et adhérente. Cæcum couvert de nombreuses adhérences et entouré d'un énorme abcès, au fond duquel se trouvait l'appendice perforé.

En somme dans presque toutes nos observations nous voyons la *vésicule*, le *colon ascendant*, le *cæcum*, l'*appendice*, quelquefois le *duodenum*, l'*estomac*, le *colon transverse*, l'*épiploon* et la *paroi antérieure du ventre*, réunis en une *même masse*, par une série de brides inflammatoires parties de la vésicule et de l'appendice.

Les deux foyers infectieux superposés ont semble-t-il une certaine tendance à jeter l'un vers l'autre des adhérences, mettant ainsi la grande cavité abdominale à l'abri de la perforation vésiculaire et appendiculaire.

CHAPITRE VI

Symptomatologie.

Les symptômes de la *cholécysto-appendicite* ne présentent pas toujours une même allure, et par l'analyse de nos observations nous avons pu dégager du tableau symptomatique commun, les éléments de cinq types cliniques, variantes du type fondamental. Toutefois la plupart de ces observations présentent ceci de particulier : elles sont précédées d'une sorte de phase prodromique, que nous trouvons nettement indiquée dans beaucoup d'entre elles, et qui se révèle avant que les symptômes réels de l'affection se soient définitivement installés. Ce début est, en quelque sorte, celui d'une maladie infectieuse générale : les malades se plaignent de lassitude générale, de douleurs vagues étendues à tout le ventre, etc... Ce n'est que dans quelques observations, que nous voyons les douleurs prendre dès le début une localisation déterminée. Les malades accusent également des douleurs et des crampes d'estomac, de la fièvre, et ce n'est qu'ensuite qu'apparaîtront nettement les symptômes propres de l'association de la cholécystite et de l'appendicite.

En somme, début vague : Obs. III : « Les symptômes avaient été tout d'abord assez mal caractérisés : état gastrique, inappétence, malaise, fièvre légère ; mais le lendemain les symptômes abdominaux s'étaient dessinés franchement. »

Même remarque pour les observations : VII, VIII, IX, XI, XIV, XV, XVIII, XX, XXIII, XXV, XXVI, XXX, XXXI.

Ce début indéterminé, semble indiquer que les choses ne se passent pas comme dans une cholécystite ou dans une appendicite vulgaires. Ces crampes d'estomac, ces douleurs vagues généralisées à tout le ventre, prouvent, que dès le début tout le tractus intestinal est en jeu.

Puis les symptômes réels s'établissent, et leur prédominance appendiculaire ou vésiculaire nous fournira la base de notre classification :

1° *Forme à symptômes alternativement vésiculaires et appendiculaires ;*

2° *Forme à symptômes vésiculaires et appendiculaires concomitants ;*

3° *Forme à symptômes appendiculaires seuls ;*

4° *Forme à symptômes vésiculaires seuls ;*

5° *Forme à symptômes mal déterminés.*

I. — **Formes à symptômes alternativement vésiculaires et appendiculaires.** — Nous en comptons 15 observations : I, II, III, IV, VII, VIII, XII, XV, XXI, XXII, XXIV, XXVII, XXVIII, XLIII, XXXV.

Cette forme clinique que l'on pourrait appeler la forme « *oscillante* », est pour ainsi dire la forme typique. Nous l'appelons oscillante parce que la symptomatologie débute tantôt par la vésicule, pour gagner ensuite l'appendice, tantôt par l'appendice, pour remonter de là vers le cholécyste. Ces poussées inflammatoires éclatant alternativement dans les deux organes, pourront se renouveler plusieurs fois, au point de faire osciller la symptomatologie, et ajouterons-nous dès à présent, le diagnostic, de l'appendice à la vésicule et réciproquement. L'observation XXVII est caractéristique : « Femme qui, il y a 10 ans, a éprouvé des douleurs dans la région supérieure du ventre. Depuis cette époque les douleurs alternent et siègent soit dans la région supérieure, soit dans la région inférieure du ventre. »

De même l'obs. IX : « A part de petits intervalles de rémission, la malade a eu de violentes douleurs, tantôt dans la région abdominale droite supérieure, tantôt dans la région abdominale droite inférieure. »

Il est un autre point sur lequel il est bon d'insister, car l'ayant rencontré comme symptôme spécial à la *cholécysto-appendicite*, nous en tirerons parti, pour l'édification du diagnostic : nous voulons parler de *la persistance de troubles dans l'organe primitivement atteint*, quand le deuxième organe vient à s'infecter. Si c'est l'appendicite qui a commencé la scène, et qu'elle semble avoir disparu pour laisser la place à la cholécystite, nous voyons néanmoins persister dans la fosse iliaque droite, soit une résistance, soit un empâtement, soit quelquefois une tuméfaction : (Obs. XLIII). Dans une autre observation (Obs. VIII « les coliques hépatiques remontent à une époque lointaine, et pourtant à l'examen, outre une tumeur que l'on sent au niveau du point

de MAC BURNEY, il persiste dans la région de l'hypochondre droit, une légère petite douleur. »

Si la cholécystite fait place à l'appendicite, le rebord
costal droit restera douloureux, et très souvent la douleur siègera à la région exacte, que doit occuper normalement la vésicule. D'autres fois aussi la glande
hépatique sera augmentée de volume, et dans certains
cas, il sera possible de sentir par la palpation une
volumineuse vésicule biliaire (obs. XV).

Quels sont maintenant les différents symptômes de
la *cholécysto-appendicite* à forme oscillante. Si ce sont
les symptômes vésiculaires qui ouvrent la scène, nous
trouverons d'abord tour à tour les signes d'une cholécystite calculeuse ou non calculeuse, auxquels vien-
dront se joindre les signes d'une réaction péritonéale
plus ou moins intense.

Les symptômes pourront être divisés en *symptômes
locaux* et en *symptômes généraux*.

Symptômes locaux. — Le début est souvent *brusque*
et se caractérise par une douleur dans la région de
l'estomac ou de l'ombilic avec irradiations dans tout le
ventre et le thorax, comme il est facile de s'en rendre
compte par la lecture de nos observations. Peu à peu
la douleur se cantonne au niveau de la vésicule biliaire,
qui devient douloureuse à la pression locale ; la paroi
abdominale se contracte à son niveau, et il faut attribuer à cette résistance, qui presque jamais ne fait
défaut, une grande importance clinique parce qu'elle
peut être d'un grand secours pour le diagnostic.

Rapidement la vésicule enflammée sécrète une

grande quantité de liquide (obs. 1) et il est possible alors de percevoir une tumeur sous le rebord des fausses côtes. Cette tuméfaction est plus ou moins sensible.

Un des caractères importants de cette tumeur est sa *mobilité* : outre les mouvements de latéralité, qu'il est possible de lui imprimer, on constate encore des mouvements de bas en haut : cette mobilité en hauteur, est due aux mouvements d'ascension et d'abaissement du foie sous l'influence de la respiration.

D'autres fois, comme cela arrive si souvent quand le cholécyste contient des calculs, la vésicule est petite, ratatinée ; elle est plus ou moins enclavée dans des fausses membranes (Obs. VII, XI, etc...) et comme une palpation grossière ne pourrait pas la révéler, c'est avec le doigt qu'il faudra dépister sa présence, en se souvenant de la situation exacte que la vésicule doit normalement occuper dans la cavité abdominale. Une pression légère à ce niveau suffira en cas d'inflammation à provoquer une douleur analogue à celle ressentie dans l'appendicite.

Symptômes généraux. — Il faut en première ligne, citer les troubles digestifs : crampes d'estomac, vomissements, diarrhée, constipation que nous trouvons signalés dans presque toutes les observations. Ces troubles digestifs sont accompagnés de douleurs spontanées sous forme d'accès de coliques, ressemblant plus ou moins à la colique hépatique franche. Au début la douleur ne présente pas son maximum sur la vésicule, mais bien au niveau de la région épigastrique ; ce n'est que peu à peu qu'elle se cantonne sur la vésicule.

Souvent les symptômes douloureux du début peuvent être pris pour un embarras gastrique, comme nous l'avons vu dans une de nos observations (Obs. IX) ; le fait est assez fréquent et a été cité par GUILLEMIN (1) : « Parfois il n'existe ni ictère, ni coliques, ni décoloration des selles, mais simplement un complexus symptomatique gastrique qui peut dérouter. »

La douleur est quelquefois paroxystique, comme dans le cas de cholécystite aiguë, d'autres fois elle est continue, sourde et profonde ; d'autres fois encore elle est vive et lancinante, prenant les caractères de ce qu'on a appelé colique hépatique et qui, selon certains auteurs, n'est due qu'à l'inflammation de la vésicule biliaire et du péritoine et non à la migration d'un calcul.

Fièvre. — La fièvre peut être continue ; d'autres fois rémittente ou intermittente. Dans tous les cas, elle a une grande importance et dénote toujours un certain degré d'infection des voies biliaires. Quelquefois elle prend les caractères de ce qu'on a appelé la fièvre hépatalgique de Charcot.

Urines. — On devrait toujours pratiquer l'examen des urines ; souvent il y a de l'urobilinurie et de la peptonurie ; très souvent aussi dans les urines, on trouve des cristaux de tyrosine. D'après JANNEL de Toulouse, FRERICH et RIESS, ce serait un signe de calculs des voies biliaires.

---

(1) GUILLEMIN. — *Thèse Paris*, 1899.

Ictère. — Reste le symptôme ictère : Jusqu'à ces derniers temps on a attribué une valeur beaucoup trop grande à l'ictère qui accompagne souvent les infections calculeuses ou non calculeuses des voies biliaires. Souvent il fait dé-faut, ou se présente sous forme atténuée quand la cho-lécystite n'est pas calculeuse, et d'après CHAUFFARD (1) dans les cas d'infections des voies biliaires avec cal-culs : « L'ictère est habituel, souvent léger, et plus pro-noncé après les paroxysmes douloureux ou fébriles, mais on ne peut pas dire que par lui-même il constitue un signe d'infection biliaire. »

Après cette première phase de la maladie, les symp-tômes vésiculaires régressent et l'appendicite éclate avec de telles manifestations, que ce sont souvent les signes de l'appendicite qui l'emportent en importance.

Dans d'autres cas ce ne sont pas les symptômes vési-culaires qui ouvrent la scène, mais bien les signes de l'appendicite dont nous pourrons observer toutes les variétés depuis l'appendicite catarrhale simple, jusqu'à la forme gangréneuse avec péritonite. Nous allons dé-crire rapidement les différentes modalités que nous pourrons rencontrer.

D'abord la forme atténuée : mais si l'apparition d'une appendicite ordinaire peut être brusque, et se faire au cours d'une santé parfaite, nous voyons dans les cas de *cholécysto-appendicite,* où l'appendicite ouvre la scène, que celle-ci est toujours consécutive à cet état de ma-

---

(1) CHAUFFARD. — *Des indications thérapeutiques dans la cholé-lithiase infectée.*
Semaine médicale, 20 janvier 1904.

laise général que nous avons décrit au commencement
de ce chapitre. C'est pour nous un indice, que l'infection est grave et qu'elle s'est cantonnée en plusieurs
endroits différents du tube digestif.

La douleur siège au niveau de la fosse iliaque droite,
et elle est souvent d'une intensité remarquable. Toutefois il est un point sur lequel nous voudrions attirer
l'attention, c'est la *localisation* de cette douleur. Ici,
dans cette association de deux lésions, il ne pourra pas
être question comme dans une appendicite ordinaire de
localisation de la douleur en un point fixe, au point de
Mac Burney. La douleur existe toujours, seulement
elle est diffuse et s'irradie assez fréquemment vers la
région supérieure de l'abdomen.

Du reste il semble qu'on ait attribué au point spino-
ombilical une trop grande importance, dans la symptomatologie de l'appendicite ordinaire, à plus forte raison quand cette appendicite se trouve en relation avec
d'autres suppurations viscérales.

Barnsby (1) a prouvé par ses observations d'appendicite en relation avec des annexites, que ce point
n'existait que très rarement ; il ne l'a trouvé que dans
une seule observation, sur 34 cas qu'il a analysés.

Récemment Guinard (2) a démontré qu'il ne fallait
pas attacher une trop grande importance au point de
Mac Burney, puisque les douleurs appendiculaires ont
souvent leur siège plus bas, près de l'arcade crurale, et
peuvent donner lieu à des erreurs de diagnostic.

------

(1) Barnsby. — *Appendicite et annexite. Thèse Paris*, 1898.
(2) Guinard. — *Société de chirurgie*, 20 janvier 1904.

Adenot (1) et A. Dreyfus (2) ont montré que dans d'autres cas la douleur peut siéger plus haut que le point de M. Burney. Ils en ont donné plusieurs exemples dans des cas d'appendicite à forme haute.

En somme, cette douleur de la fosse iliaque est de courte durée : elle est accompagnée de défense musculaire ; en même temps surviennent des phénomènes généraux avec état nauséeux et vomissements, et au bout de 12, 24 ou 36 heures, l'accès se termine brusquement ; c'est cette phase que M. Talamon a décrit sous le nom de « colique appendiculaire ».

Dans une forme un peu plus grave, l'ensemble du tableau reste le même, bien que les symptômes soient plus accentués ; les troubles digestifs sont plus marqués, il y a de la constipation ; les vomissements sont plus fréquents, la température s'élève, bien que dans cette forme la fièvre soit ordinairement légère ; la réaction abdominale est plus étendue, et dans certains cas, il est facile de sentir un empâtement plus ou moins étendu. Cet empâtement n'est autre chose que le paquet d'adhérences réunissant dans une même masse, *l'appendice, le côlon ascendant, l'épiploon, la vésicule biliaire, la paroi abdominale*, et souvent *l'estomac* et le *colon transverse*. (Observations : II, VI, VII, IX, X, XI, XVIII, XXII, XXV, XXXI.)

----

(1) Adenot. — *La cholécystite à forme d'appendicite. Lyon médical*, 1901.

(2) A. Dreyfus. — *Diagnostic différentiel de l'appendicite et de la cholécystite. Thèse Lyon*, 1902.

Aussi la symptomatologie différera-t-elle d'une appendicite ordinaire : la réaction est très intense du côté de la séreuse abdominale, et les deux foyers appendiculaire et vésiculaire se comportent, comme s'ils cherchaient *à se confondre* par ces nombreuses adhérences allant *de l'un vers l'autre*. Et quand nous disions plus haut que dans cette forme *oscillante*, il y avait persistance de certains troubles dans la région primitivement atteinte, quand l'inflammation venait à gagner la seconde, nous croyions en trouver l'explication dans la *persistance* de ces phénomènes péritonéaux, *périvésiculaires, péricoliques* et *périappendiculaires.*

Dans une deuxième forme les phénomènes sont plus graves : le pouls s'accélère, et la température monte souvent jusqu'à 39° ; la douleur est plus intense, plus tenace, et les troubles digestifs sont très accentués : La résistance est très appréciable dans la fosse iliaque droite, mais contrairement à ce qui se passe dans l'appendicite ordinaire, où il y a quelquefois dans cette variété, de grandes collections purulentes, nous ne trouvons ici, qu'un amas encore plus grand de fausses membranes, au milieu desquelles se trouve noyé l'appendice perforé ou gangréneux.

Dans une troisième forme ce sera l'appendicite avec péritonite généralisée. Le ventre est sensible sur toute son étendue ; il est dur, tendu au point de gêner toute exploration. Mais cette variété d'appendicite avec péritonite généralisée paraît être peu fréquente, puisque sur notre grand nombre d'observations, nous ne la trouvons mentionnée qu'une seule fois (obs. XLIII). Et dans cette observation nous ne trouvons signalés, ni le faciès grippé, ni les vomissements incessants, qui accompagnent d'ordinaire la péritonite généralisée.

Nous pouvous nous demander maintenant, pourquoi cette dernière forme est si rare dans les cas spéciaux qui font l'objet de ce travail, alors qu'elle est si fréquente dans l'appendicite vulgaire. A première vue, dans la *cholécysto-appendicite*, les chances de contamination de toute la séreuse abdominale, devraient être doubles puisque nous avons deux foyers enflammés : la vésicule et l'appendice. Mais nous pensons, que c'est précisément cette superposition de deux foyers infectieux, qui ont tendance à jeter l'un sur l'autre de nombreuses brides inflammatoires, qui met ainsi la grande cavité abdominale *à l'abri de la contagion*. Les choses ne se passent pas ainsi dans tous les cas, puisque dans l'obs. XLIII nous trouvons l'appendice gangréné, baignant dans un liquide purulent, mais c'est l'exception.

II. -- Cholécysto-appendicite à symptômes vésiculaires et appendiculaires associés. — Observations : VI, IX, X, XI, XVI, XVII, XVIII, XX, XXVI, XXIX, XXXI.

Comme dans la forme précédente, la période prodromique existe également dans ces cas. Il y a des douleurs dans la région de l'estomac, des malaises, des maux de tête, des vomissements, de la fièvre, au point que les observateurs ont parfois été amenés à méconnaître l'affection, et à poser le diagnostic de gastrite aiguë (Obs. IX). Puis les douleurs apparaissent, et dans l'hypochondre droit et dans la fosse iliaque droite, et le tableau symptomatique se présente alors sous l'aspect que nous avons indiqué dans le précédent chapitre, au sujet de la forme oscillante.

La douleur est tantôt plus forte dans l'hypochondre, tantôt plus intense dans le flanc droit : les signes objectifs et subjectifs existent à la fois et dans la région de la vésicule et dans la région de l'appendice.

Tantôt c'est une résistance douloureuse, que l'on trouve sur la vésicule et sur l'appendice (Obs. IX, XI, XVI, XX). Tantôt une simple douleur à la pression (obs. XI, XVII, XVIII. XXVI, XXXIX).

Tantôt c'est une tumeur que l'on sent dans les deux régions (Obs. XXXI). Tantôt ce sont des symptômes d'appendicite, avec irradiations douloureuses vers le creux épigrastrique et vers l'épaule droite (Obs. VI).

III. — Cholécysto-appendicite à symptômes appendiculaires seuls. — Observations : V, XIX, XXXVII, XXXVIII, XLI.

Dans ces cas particuliers, ce sont les manifestations appendiculaires avec leur cortège symptomatique qui dominent toute la scène. L'obs. V en est un bel exemple : il s'agissait d'une malade de Quénu : au moment où il l'examina, elle avait une crise d'appendicite typique, avec un empâtement dans la fosse iliaque droite. Ici encore, on pourra soupçonner le diagnostic, si on prend le soin de scruter les antécédents ; en effet, cette observation nous apprend que la malade a été en traitement à Vichy, pour des coliques hépatiques.

On peut se demander dans les cas où l'on ne trouve aucun signe vésiculaire, comment il se fait que les manifestations appendiculaires existent seules. L'observation XXXVII de Sonnenburg nous en donne peut-être l'explication : En effet, Sonnenburg avait constaté comme signes objectifs chez sa malade, une résistance dans la fosse iliaque droite qu'il attribua à une appendicite ; mais « cette résistance était en grande partie due à la vésicule biliaire qui était développée d'une façon insolite. » La vésicule était énorme, enflammée et atteignait le caecum ; les signes qui devaient la révéler, étaient faussés, par le fait même de son déplacement.

Dans une autre observation de Sonnenburg : XXXVIII, nous trouvons également que les symptômes biliaires sont modifiés. Un gros calcul est *enclavé dans l'intestin grêle* et fait croire à un ileus : les phénomènes vésiculaires sont donc masqués par les phénomènes plus graves de l'occlusion intestinale.

Enfin, dans l'observation XLI, ce n'est que huit jours après une opération d'appendicite que la cholécystite se déclare. L'infection devait certainement exister dans la vésicule biliaire aussi bien que dans l'appendice, seulement elle était restée latente.

En somme, dans ces cinq observations où il n'y a aucun symptôme du côté de la vésicule et où le drame morbide semble se jouer tout entier autour de l'appendice, nous trouvons des facteurs importants et étrangers, qui viennent modifier en quelque sorte la symptomatologie propre de la *cholécysto-appendicite.*

IV. — **Forme à symptômes vésiculaires seuls.** — Nous n'en avons trouvé qu'une seule observation (obs. XXX). Les douleurs étaient cantonnées uniquement au niveau de la région de la vésicule biliaire. On fit la cholécystotomie, mais malgré l'opération, le malade ne put se remettre au travail et continua à souffrir ; les douleurs se cantonnèrent dans la région de l'appendice, où il se forma 21 mois après, une grosse collection pérityphlique.

Nous pensons qu'on ne peut pas se baser sur une seule observation, pour décrire une forme spéciale à symptômes vésiculaires seuls, aussi nous demandons-nous si l'on ne pourrait pas faire rentrer ce cas dans la première variété, à symptômes alternatifs.

V. — Forme à symptômes indéterminés. — Observations : XIII, XIV, XXIII, XXV. Ici encore les symptômes de la *cholécysto-appendicite* ne sont pas nets, parce que des symptômes étrangers viennent les masquer. Dans l'observation XIII, KEHR croit à un *ileus* ; dans l'observation XIV à un *rétrécissement duodénal* et dans l'une et l'autre de ces observations, la laparotomie lui a fourni les preuves de son erreur de diagnostic. Que s'était-il produit dans les deux cas ? Les manifestations périvésiculaires et périappendiculaires étaient tellement intenses, que par les brides inflammatoires qui en étaient résultées, elles avaient donné lieu à des *coudures intestinales* qui *masquaient* la véritable symptomatologie.

Dans l'observation XXIII c'est encore le même phénomène qui se produit : grosse vésicule adhérente à l'épiploon et à l'intestin, appendice soudé au caecum. On attribua les douleurs à *des calculs biliaires*, à un *rein mobile*, à une *tumeur*, à un *foie mobile* et même à des manifestations nerveuses.

Le même mécanisme se produit encore dans l'observation XXV, où il existait des adhérences étendues entre la paroi antérieure du ventre, l'épiploon, la vésicule biliaire et le colon transverse ; le colon ascendant et le caecum étaient fortement tassés l'un sur l'autre et soudés à la paroi antérieure du ventre. L'appendice était enclavé dans des adhérences.

Nous pensons donc qu'il existe deux formes principales de *cholécysto-appendicite* : La forme à *symptômes alternativement vésiculaire et appendiculaire* ou « *oscillante* », et la forme à *symptômes vésiculaires et appendiculaires concomitants*.

CHAPITRE VII

Diagnostic.

Si, au premier abord, le diagnostic de la *cholécysto-appendicite* semble être difficile, il n'en est pas moins vrai que dans la plupart des cas le diagnostic s'impose. C'est en se basant sur les signes que nous avons indiqués plus haut, sur les antécédents des malades, sur la migration des symptômes de la région vésiculaire vers la région appendiculaire, ou inversement de l'appendice vers la vésicule, ou bien encore sur la coexistence des deux ordres de symptômes, qu'on arrivera à un diagnostic certain et précis, duquel découleront nettement les indications opératoires. Ce diagnostic a été posé par Becker dans ses observations personnelles ; Kehr, Riedel et Sonnenburg l'ont positivement établi avant de pratiquer leurs laparatomies, et ils ont pu le vérifier par les opérations qu'ils ont pratiquées.

Nous laisserons de côté les trois dernières formes cliniques que nous avons signalées dans le précédent chapitre, et dans lesquelles la symptomatologie ne s'est cantonnée que dans un seul organe, soit la vésicule, soit l'appendice. Nous ne nous occuperons que des deux formes cliniques principales : *Forme oscillante* et *forme à symptômes vésiculaires et appendiculaires concomitants.*

Forme oscillante. — C'est sur la migration des symptômes de la région vésiculaire vers la région appendiculaire, ou inversement de l'appendice vers la vésicule, qu'on se basera pour établir le diagnostic de cette forme : L'observation XXVII est typique à cet égard.

Si nous nous reportons à l'obs. I, nous voyons que MM. Gaston MICHEL et BICHAT avaient été frappés par les différentes localisations de la douleur ; quand ils pratiquèrent l'examen de leur malade la paroi abdominale était si sensible, qu'ils ne purent poser leur diagnostic qu'après l'anesthésie.

Le jour de l'opération, c'est la région iléo-cæcale qui est douloureuse : ils enlèvent d'abord l'appendice et se souvenant des douleurs éprouvées auparavant par leur malade, ils ont l'idée d'explorer l'hypochondre et ils trouvent la vésicule biliaire augmentée de volume : « A ce moment l'opération paraissait terminée lorsqu'on sentit par la palpation de l'hypochondre droit, pratiquée en raison de la douleur accusée à ce niveau par la malade et du subictère qu'elle présentait, une tuméfaction assez volumineuse, qu'on n'avait pu reconnaître avant l'anesthésie. »

Ici donc, ce sont les phénomènes appendiculaires qui dominent, mais malgré cela l'hypochondre droit reste sensible.

Souvent il persiste, dans la région primitivement atteinte, une résistance nette et bien localisée, pendant que dans la deuxième région, la symptomatologie devient alarmante ; souvent aussi, c'est un empâtement ou une tuméfaction que l'on trouve. Et nous pensons qu'il faudra tenir grand compte de cette sensibilité, de cette résistance, de cette tuméfaction, témoins de l'ancienne inflammation, parce qu'elles serviront à établir d'une façon certaine le diagnostic de la double infection. Les observations sont tout à fait probantes à ce sujet :

Ainsi dans l'obs. II après anesthésie, on note un empâtement iléo-cæcal et une tumeur vésiculaire.

Les observations III et IV nous apprennent que les symptômes sont un jour nettement vésiculaires, et le lendemain nettement appendiculaires.

L'observation XXI nous dit que les malades ont eu plusieurs poussées d'appendicite. Ils présentent par conséquent de l'appendicite chronique et brusquement ils éprouvent une douleur à droite de l'ombilic.

Enfin dans l'observation XXII nous trouvons des phénomènes douloureux dans la région vésiculaire et malgré cela : « petite proéminence douloureuse dans la région de l'appendice. »

Forme à symptômes vésiculaires et appendiculaires concomitants. — Dans cette forme, le diagnostic de cholécysto-appendicite s'impose. Après la phase pour ainsi dire prodromique, sur laquelle nous avons insisté plus haut, la symptomatologie est *brusque* et nettement cantonnée dans la *région vésiculaire* et dans la région *iléo-cæcale*. Ou bien il y a des phénomènes douloureux seuls dans une région, avec douleurs et tuméfaction dans l'autre, ou bien encore la tuméfaction existe dans les deux régions à la fois.

Dans l'observation IX, par exemple, quand la malade

est examinée pour la deuxième fois, il y a des douleurs dans les régions vésiculaire et appendiculaire et en outre il y a une tumeur dans la région iléo-cæcale.

Dans les observations : X, XI, XVI, XVII, XVIII, XX, XXVI, il y a des douleurs dans les deux régions.

Dans l'observation XXXI, il y a une tuméfaction dans chaque région.

CHAPITRE VIII

Pronostic.

Outre les nombreuses complications dues à la cholécystite et à l'appendicite, et sur lesquelles nous ne voulons pas insister, il semble que le pronostic de la cholécysto-appendicite dépend surtout, du rôle de défense
joué par le péritoine, autour des deux foyers vésiculaire
et appendiculaire. Si les nombreuses adhérences qui
relient la vésicule biliaire au côlon ascendant et à
l'appendice, semblent atténuer le pronostic de la *cholécysto-appendicite* en mettant la grande cavité péritonéale
à l'abri d'une infection généralisée, il n'en est pas
moins vrai que dans les cas foudroyants, ces adhérences
n'ont pas eu le temps de se former. Ainsi dans l'observation IV de GRANT : l'appendice et la vésicule biliaire
étaient perforés et le malade succomba quatre jours
plus tard à la péritonite généralisée.

Dans l'observation XLIII la vésicule était remplie de
pus, et l'appendice était gangréné baignant dans un
liquide purulent, et comme le dit cette observation, la
péritonite eût été fatale sans l'intervention.

La gravité de la cholécysto-appendicite semble due
précisément à cette *superposition* de deux foyers inflammatoires. C'est sur le foie que le chirurgien devra
porter son attention où à côté des lésions de *foie appendiculaire,* sur lesquelles M. DIEULAFOY (1) a beaucoup

---

(1) DIEULAFOY. — *Traité de pathologie interne,* 1904. *Académie de
médecine,* 1904.

insisté, et dont MM. Rabé et Filhoulaud (1) viennent
encore d'en rapporter un remarquable exemple, peuvent encore venir se greffer tous les signes de l'angiocholite et comme le dit Schwartz : « La fièvre bilio-
septique, intermittente ou rémittente, l'amaigrissement,
la perte progressive des forces, puis les signes de l'insuffisance hépatique, nous feront penser à la *suppuration progressive* et *profonde des voies biliaires*, à la formation des abcès aréolaires. » Nous ne saurions mieux
faire ressortir les dangers qui résultent de cette double
infection qu'en citant les conclusions de M. Dieulafoy :

« Aussi faudra-t-il, à l'avenir, porter un soin tout
particulier au diagnostic de l'accouplement de ces deux
infections. Certes, l'infection de la vésicule ne manque
pas de gravité, mais l'infection de l'appendice est bien
plus redoutable. Méconnaître l'appendice, et se can-
tonner sur le terrain seul de la cholécystite, est une
erreur à tous les points de vue préjudiciable, car elle
peut fausser l'indication thérapeutique. On croit alors
avoir tout le temps de combattre l'infection de la vésicule biliaire, on temporise, et, pendant ce temps-là,
l'appendicite qu'on a méconnue, peut marcher rapidement avec son cortège d'accidents toxi-infectieux, avec
ou sans péritonite, avec ou sans gangrène, avec ou sans
perforation, et la vie du malade est compromise par *la
double* ou par *la triple infection*, faute d'avoir agi à
temps. »

---

(1) Rabé et Filhoulaud. — *Foie appendiculaire. Presse médicale.*
1903.

CHAPITRE IX

Indications opératoires.

Le double danger résultant de deux infections graves surajoutées, les nombreuses lésions mentionnées dans toutes nos observations et qui nous sont révélées par les laparotomies, nous prouvent suffisamment, *qu'il ne peut pas être question de traitement médical*. Quelle pourrait être, en effet, l'action de l'antisepsie des voies biliaires, sur ces innombrables adhérences enchevêtrant dans leurs mailles, le côlon ascendant et l'épiploon, et au milieu desquelles se trouvent souvent enfouis la vésicule biliaire et l'appendice? Quelle pourrait être l'action de la médication salicylique sur une vésicule pleine de pus, ou sur un calcul enclavé soit dans le cholédoque, soit dans la vésicule?

Si le traitement médical peut être institué à la rigueur, dans les cas où la cholécystite ou l'appendicite existent isolément et présentent un degré de gravité très restreint, il n'en est pas de même lorsque les deux infections sont associées. Dans ce cas on a affaire à des formes toujours graves et toujours toxiques, où l'état général du malade est sérieusement compromis ; il faut donc agir rapidement sur ce double foyer d'infection et par l'appendicectomie et par le draînage des voies biliaires.

La double symptomatologie alternativement vésiculaire ou appendiculaire, ou appendiculaire et vésiculaire
combinées et associées à la réaction péritonéale, la me-
nace de suppuration dans les parties supérieure et inférieure de l'abdomen, nous obligent à admettre pour
la *cholécysto-appendicite*, ce que LEJARS (1) a déjà dit
pour la lithiase biliaire, c'est-à-dire l'intervention chirurgicale hâtive.

Actuellement même les médecins ont une tendance
de plus en plus marquée à proposer l'intervention chirurgicale dans les inflammations vésiculaires et appendiculaires ; en effet, pour CHAUFFARD (2) dans les cas
d'infection des voies biliaires : « Trois indications bien
nettes paraissent nécessiter l'intervention opératoire
immédiate : *gravité des accidents fébriles et de l'état général, rétention biliaire, présence ou imminence de la
suppuration.* »

Et c'est ce que nous trouvons mentionné dans toutes
nos observations, avec ce degré de gravité *en plus*,
qu'outre les accidents du côté de la vésicule, il y en a
constamment d'autres dans la région de l'appendice.

L'intervention chirurgicale semble donc autorisée
dans tous les cas.

Une grave question se pose maintenant : doit-on
dans une même séance intervenir sur les deux organes

---

(1) LEJARS. — *Semaine médicale*, 1902 (381-386). *Valeur et indications de l'intervention chirurgicale dans la lithiase biliaire.*
(2) CHAUFFARD. — *Semaine médicale*, 20 janvier 1904. *Des indications thérapeutiques dans la cholélithiase
infectée.*

à la fois ? Nous avons vu précédemment que dans certaines formes cliniques, la symptomatologie était tantôt plus marquée dans la région de l'appendice, ce qui pourrait pousser le chirurgien à n'opérer qu'un seul des deux organes atteints.

Essayons de dégager de l'analyse de nos observations, les conséquences graves, qui pourront résulter de ces demi-interventions :

Observation VIII. — Le malade est opéré de son *appendicite seulement* le 10 mai 1898 et revient à l'hôpital le 23 janvier 1899. Que nous apprend cette observation : « Le mal n'a pas disparu depuis l'opération. Les douleurs dont le malade n'a pas été débarrassé depuis l'intervention *apparaissent de nouveau pendant la convalescence :* elles sont surtout *violentes* dans les dernières semaines, dans la région de l'estomac, et se manifestent sous forme de coliques. Après ces accès douloureux, le malade devint *ictérique*, et fut incommodé par des démangeaisons, etc...

Douleurs violentes et continues dans la région de la vésicule biliaire ; le malade a vomi dans les derniers temps. Perte de poids de 8 livres pendant la dernière quinzaine. Selles régulières sans particularités. »

On conseille *une nouvelle intervention*, et on trouve une vésicule biliaire petite, tout à fait enclavée dans de la couenne et adhérente au duodenum.

Dans l'observation XVIII : « Après l'extirpation de l'appendice survint un accident de chloroforme, qui décida KEHR à ne pas intervenir sur la vésicule biliaire. Le malade eut de nouveau plus tard des douleurs qui

partirent de la vésicule adhérente » et KEHR ajoute :
« Si l'on avait *éloigné la vésicule biliaire*, on aurait probablement *obtenu une guérison définitive* ».

Observation XXIII : « Comme la situation était devenue critique par l'écoulement du pus, RIEDEL renonça
à l'exploration de la région inférieure du ventre ; ce
n'est que deux ou trois mois plus tard, quand les anciennes douleurs se furent réinstallées, qu'il enleva l'appendice qui était complètement soudé au caecum, et
dont la pointe était épaissie en forme de massue, etc.…
La malade fut débarrassée de ses douleurs.

Observation XXIV. — Deux opérations : dans une
première : incision d'un abcès pérityphlique ; dans une
deuxième on fit la cholécystotomie. La malade reste
misérable et meurt d'une pneumonie. A l'autopsie on
trouve un appendice adhérent, avec deux perforations
entre lui et le caecum.

Cette observation nous montre qu'il ne suffit pas d'inciser un abcès perityphlique, mais qu'il faut encore
agir sur l'organe qui a provoqué cet abcès ; il aurait
donc fallu extirper l'appendice.

Dans l'observation XXIX, l'opération ne porte que
sur la vésicule, et le lendemain le malade meurt de
péritonite ; l'autopsie démontra une oblitération totale
de l'appendice vermiforme.

On peut se demander si dans ce cas l'appendicite n'a
pas été la cause de cette péritonite.

Observation XXX. — L'intervention est limitée à la
vésicule biliaire seulement : Extirpation de calculs de

la vésicule et du cholédoque. Mais le malade ne se remit pas de cette première opération ; il lui fut impossible de travailler et il continua à souffrir. Vingt et un mois plus tard, il se forma une grosse collection pérityphlique, que l'on incisa.

Les douleurs indéterminées du début prouvaient bien que l'infection ne s'était pas seulement localisée dans la vésicule biliaire, mais qu'elle avait gagné dès le début l'appendice que l'on aurait dû extirper dès la première opération.

Observation XLI : On ne réséqua que l'appendice. Il ne fut pas touché à la vésicule biliaire, quand huit jours plus tard, le malade eut des douleurs dans la région du foie. On fit une *deuxième laparotomie* et on trouva la vésicule biliaire adhérente de différents côtés à l'épiploon et au colon ; on l'extirpa. Le malade n'eut plus de douleurs.

Toutes ces observations semblent démontrer que non seulement l'intervention chirurgicale est *toujours autorisée* dans les cas de *cholécysto-appendicite*, mais qu'elle doit porter *à la fois* sur la *vésicule* et sur l'*appendice*. Et nous nous associons absolument à la manière de voir de M. DIEULAFOY qui dit : « C'est ici que l'intervention chirurgicale hâtive est plus indiquée que jamais. N'opérer que la cholécystite, lorsqu'il y a appendicite concomitante, c'est laisser à la toxi-infection appendiculaire toute sa gravité. Mais n'opérer ni l'une ni l'autre et prêcher la temporisation, c'est aller au-devant d'accidents les plus redoutables. »

Du choix d'un procédé opératoire. — Quel est mainte-

nant le procédé opératoire que l'on emploiera de préférence ?

MM. Gaston Michel et Bichat ont fait l'incision de
Roux pour l'appendicite et ils ont ensuite prolongé
cette incision jusqu'aux fausses côtes. Cette manière
de faire, d'ailleurs excellente, a été commandée natu-
rellement par les circonstances.

Dans les cas où le diagnostic de *cholécysto-appendicite*
a pu être posé à temps, il serait peut-être bon d'adop-
ter le procédé de Lawson Tait, préconisé par Marion
Sims, et que l'on prolongera assez bas, pour pouvoir
agir à la fois, sur la vésicule et sur l'appendice. L'incision sera faite le long du muscle droit antérieur, ou
à travers ce muscle comme le voulait Kehr.

Si l'on veut plus de jour dans la région iléo-caecale,
on fera d'abord l'incision de Roux et parallèlement au
bord externe du grand droit, on fera tomber l'incision
de Lawson Tait sur le milieu de la première incision.

Un autre bon procédé et qui peut-être sera le meilleur, est l'incision entre S allongé, préconisée par
Arthur Dean Beven pour les affections du foie ;
l'avantage de cette incision, c'est qu'elle donne à la fois
un grand jour sur la région de la vésicule et sur la
région iléo-caecale. Voici en quoi consiste cette opération d'après M. Schwartz (1) :

« Incision verticale le long du bord externe du grand
droit, avec une incision oblique en haut et en dedans à
l'extrémité supérieure, une incision oblique en bas et
en dehors à l'extrémité inférieure de la première. »

____

(1) Schwartz. — *Chirurgie du foie.*

CHAPITRE X

Observations.

OBSERVATION I

G. Michel et H. Bichat. — *Revue Med. de l'Est*, 1903.

Cholécysto-Appendicite. — Laparotomie. — Guérison.

S..., Eugénie, âgée de 40 ans, entre à l'hôpital le 2 août 1902.

Ses antécédents héréditaires ne présentent rien de particulier ; en revanche, ses antécédents personnels sont assez chargés ; elle est réglée depuis l'âge de 12 ans toujours d'une façon irrégulière, toutes les cinq semaines environ ; les règles sont très abondantes et durent une huitaine de jours.

Mariée à 24 ans, notre malade a eu deux enfants âgés respectivement de 12 et 10 ans, très bien portants ; les grossesses et les suites de couches ont été normales. Elle a eu la rougeole dans son enfance, et il y a quatre ans une fièvre typhoïde particulièrement grave qui l'a tenue pendant trois semaines entre la vie et la mort, mais dont elle finit par se rétablir complètement.

Au début du mois d'avril dernier, elle fut prise très brusquement de douleurs très vives au niveau de la fosse iliaque, accompagnées de ballonnement du ventre, d'hyperesthésie cutanée, de vomissements bilieux, de diarrhée et de fièvre. On la soigna à ce moment pour une « péritonite » (?) à l'aide de sangsues, d'applications de glace et de morphine. Elle resta alitée pendant une quinzaine de jours.

Depuis cette époque, la malade ne s'est pas rétablie complètement ; les digestions, toujours un peu longues et pénibles, et souvent accompagnées de migraines depuis plusieurs années, sont encore devenues plus difficiles ; la patiente éprouve un dégoût presque insurmontable, pour la plupart des aliments, en particulier pour la viande et les matières grasses ; leur ingestion est suivie d'un besoin impérieux de sommeil ; il existe souvent de la diarrhée.

Depuis le mois de mai elle a constamment ressenti des douleurs sourdes au niveau du flanc droit ; vers le 15 juin elle fut prise à deux reprises différentes et à quelques jours d'intervalle, de douleurs beaucoup plus vives au même niveau irradiées de là vers l'ombilic et la fosse iliaque et accompagnées de vomissements et de diarrhée ; cet orage se calma chaque fois au bout de quelques heures, il s'était montré quelques instants après le repas du soir.

Malgré tout, la patiente avait pu continuer à remplir ses fonctions de caissière, lorsque, le 1er août, à deux heures de l'après-midi, elle ressentit soudainement des douleurs extrêmement vives au niveau de la fosse iliaque droite ; bientôt apparurent des vomissements d'abord alimentaires, puis bilieux ; il y avait un peu de diarrhée. Le médecin, appelé à ce moment, fit une injection de morphine, qui permit à la malade de passer une nuit assez calme et calma les souffrances. Mais le 2 août, dans la matinée, celles-ci reparurent plus violentes que jamais et la patiente se décida à entrer à l'hôpital.

A ce moment, son état est le suivant : c'est une femme amaigrie, de constitution primitivement bonne, mais un peu débilitée ; actuellement le faciès est un peu anxieux, il y a du subictère et les conjonctives ont une teinte légèrement jaunâtre. T = 37°,2, le pouls est à 100, régulier, mais très dépressible et très faible.

Il n'y a pas de ballonnement notable de l'abdomen, la palpation est des plus difficiles, elle détermine en effet dans la moitié droite de l'abdomen et tout spécialement au niveau du point de Mac Burney, des douleurs très vives et une contracture extrême des muscles de la paroi ; les mêmes phénomènes se produisent du côté gauche, mais un peu moins marqués. La sonorité est à peu près égale des deux côtés, il n'y a pas de plastron appréciable par la palpation. Depuis le matin la malade n'a plus vomi.

Le diagnostic posé à ce moment est celui *d'appendicite aiguë à forme toxique ;* le traitement institué est celui mis habituellement en vigueur en pareil cas (diète, opium, applications de glace).

Le 3 août, dans la matinée T $= 36^{o},4$, P $= 88$, encore plus petit et plus dépressible que la veille. L'état général a empiré, le subictère est plus prononcé, il y a un peu de dyspnée et une asthénie des plus marquées. La patiente a eu deux vomissements bilieux dans la matinée ; pas de selles, ni d'émission de gaz, depuis la soirée de la veille ; les signes physiques du côté de l'abdomen sont à peu près identiques ; les urines sont rares et foncées.

En raison de l'aggravation notable des phénomènes généraux, on propose à la malade une intervention immédiate qu'elle refuse énergiquement. On continue en conséquence le traitement médical.

Dans la soirée, T $= 37^{o},2$. P $= 100$. Même état, subictère assez prononcé.

4 août. — T $= 38^{o}$.

P $= 104$, toujours petit et dépressible.

Le ventre est un peu plus ballonné, toujours très douloureux à la palpation et présente une contracture de défense des plus marquées. La malade a vomi à deux reprises dans la nuit, est très agitée, et accepte l'opération qui est immédiatement pratiquée.

Opération. — Incision de Roux ; dès que le péritoine est ouvert, il s'écoule au dehors une faible quantité de liquide séreux. On cherche l'appendice qu'on trouve facilement ; il est très gros et irrégulièrement bosselé, adhérent par son extrémité au péritoine de la fosse iliaque, cette adhérence unique est détachée et l'appendice est réséqué. Ses parois sont très hypertrophiées, sa muqueuse est enflammée et boursouflée et il contient dans sa cavité un peu de liquide purulent.

A ce moment, l'opération paraissait terminée, lorsqu'on sentit par la palpation de l'hypochondre droit, pratiquée en raison de la douleur accusée à ce niveau par la malade et du subictère qu'elle présentait, une tuméfaction assez volumineuse qu'on n'avait pu reconnaître avant l'anesthésie.

L'incision primitive est alors prolongée directement vers les côtes et cette tuméfaction apparaît à la vue ; elle est manifestement constituée par la vésicule biliaire très distendue, à parois très épaissies, adhérente à l'épiploon en dedans et en bas. Ces adhérences sont respectées avec soin et on isole, avec des compresses, le reste de la cavité péritonéale.

Une ponction de la vésicule, pratiquée à l'aide du trocart n° 2 de Dieulafoy, permet d'évacuer 50 grammes environ de pus assez épais et horriblement fétide. La vésicule est alors franchement incisée, suivant sa face antérieure, ses parois sont épaissies, mais friables ; elle ne contient pas de bile ni de calculs, il s'écoule seulement du pus.

Les bords de l'incision vésiculaire sont alors suturés aux muscles de la paroi abdominale, et la vésicule elle-même est drainée à l'aide d'un tube de caoutchouc. La paroi est refermée, sauf à l'extrémité inférieure de l'incision qui est drainée par une petite mèche de gaze. On pratique enfin, en raison de la durée assez longue de l'opération et de l'état d'affaiblissement de la malade, une injection sous-cutanée de 500 cm³ de sérum artificiel.

5 août. — T = 37°,3. P = 96, régulier et assez fort. L'ictère est plus prononcé que les jours précédents ; les urines sont foncées, de couleur brun acajou ; la malade a eu une selle spontanée décolorée et argileuse. Le pansement est refait ; il ne s'est pas écoulé de bile par l'ouverture vésiculaire, mais seulement une quantité assez abondante de pus. Le ballonnement du ventre est moins accusé et les douleurs ont beaucoup diminué. Injection de 500 grammes de sérum artificiel.

6 août. — L'ictère est toujours prononcé ; la patiente se plaint de démangeaisons sur tout le corps et de céphalée, mais ne souffre plus au niveau de l'abdomen. Les jours suivants, l'ictère diminue peu à peu ; il s'écoule toujours par le drain vésiculaire une notable quantité de pus, sans traces de bile.

Le 13 août, la malade se plaint d'un point de côté assez violent et de dyspnée, et présente des signes de congestion de la base du poumon droit : submatité à la percussion, râles sous-crépitants fins à l'auscultation.

Le 16 août, cette congestion a presque complètement disparu. L'ictère est très peu accusé ; les conjonctives seules gardent encore une teinte jaunâtre ; les urines sont plus claires et les selles colorées. Il s'écoule toujours par la plaie du pus épais, très fétide.

Le 21 août, la malade ne ressent plus de douleur du côté de l'abdomen ; en revanche, les troubles dyspeptiques persistent toujours ; elle a beaucoup de peine à accepter une alimentation légère, présente une constipation tenace et se plaint de céphalées fréquentes.

Le 25 août, la plaie est complètement cicatrisée, la malade se lève pour la première fois. Elle sort de l'hôpital le 5 septembre. Un mois plus tard, revue par MM. Michel et Bichat, elle ne se plaint plus que de troubles digestifs qui existaient depuis plusieurs années déjà, et ne ressent plus aucune douleur du côté de l'abdomen.

OBSERVATION II

DIEULAFOY. — *Académie de médecine*, 16 juin 1903.

Cholécysto-appendicite. — Intervention sur la vésicule et sur l'appendice. — Guérison.

Le 23 septembre 1902, je fus appelé, par M. ACHARD, auprès d'une vieille dame de 78 ans, qui, deux jours avant le 21 septembre, avait été prise de douleurs abdominales avec état nauséeux et fièvre légère. A l'examen de sa malade, M. Achard avait constaté un point douloureux sous le bord inférieur du foie, dans les parages de la vésicule biliaire. Il n'y avait pas de défense musculaire, le ventre n'était pas ballonné. Bien qu'on ne retrouvât, dans le passé de cette dame, ni symptômes de lithiase biliaire, ni coliques hépatiques, la localisation de la douleur évoqua, dans l'esprit de notre collègue, *l'idée de cholé-cystite.* Il prescrivit des applications calmantes et l'opium. Le lendemain, la douleur s'était diffusée et avait augmenté d'intensité, la fièvre était plus forte.

Quand nous examinâmes la malade le surlendemain 23 septembre, le tableau clinique avait évolué ; le ventre était distendu, *la localisation initiale de la douleur semblait s'être déplacée* et on constatait actuellement une douleur très vive avec défense musculaire à la région de l'appendice. Nous portons alors le diagnostic d'*appendicite aiguë*, et, l'état de la malade empirant d'heure en heure, nous conseillons l'opération et nous demandons qu'elle soit pratiquée le jour même.

Notre décision trouve d'abord peu d'écho dans la famille ; on redoute l'âge de la patiente, on redoute aussi « l'opération à chaud », car on est imbu, dans cette famille, de certaines idées diamétralement opposées à celles que je ne cesse de préconiser.

Néanmoins, on finit par se rendre à nos bonnes raisons et on fait appeler M. Segond. Lui aussi porte le diagnostic d'appendicite aiguë ; comme nous, il considère que l'opération est urgente et il la pratiqua à 11 heures du soir.

Avant l'anesthésie, l'intensité de la douleur et l'étendue de la défense musculaire n'avait pas permis de préciser certains détails ; mais aussitôt la malade endormie et la paroi abdominale relâchée, M. Segond perçoit d'une part un *empâtement au niveau de l'appendice* et d'autre part *une tumeur* dans la région de la *vésicule biliaire.* En conséquence, il a soin de faire *remonter un peu haut son incision iliaque,* et il constate qu'il existe en réalité deux lésions : *appendicite* et *cholécystite.* Une traînée d'exsudats agglutinaient entre eux la *vésicule,* le *colon,* le *cœcum* et *l'appendice.*

La vésicule était abaissée et formait une tumeur violacée et étendue ; elle contenait un liquide louche et bilieux, ainsi que bon nombre de calculs. La cholécystotomie fut pratiquée. L'appendice à type remontant était adhérent, volumineux et turgescent. On en fit l'ablation ; il ne contenait pas de calcul stercoral.

L'opération fut suivie d'une détente complète et les suites opératoires furent des plus simples, pas de fièvre, pas de vomissements. Les jours suivants, la fistule biliaire donna issue à de la bile et à deux calculs. Deux mois plus tard cette dame partait pour Nice en excellent état de santé, ne vomissant plus, n'ayant qu'une petite fistule biliaire qui est actuellement cicatrisée.

OBSERVATION III

DIEULAFOY. — *Académie de Médecine*, 16 juin 1903.

Cholécysto-appendicite. — Intervention sur la vésicule et sur l'appendice. — Guérison.

En décembre 1902, nous fûmes mandés avec M. Segond dans le quartier de la Muette, auprès d'un homme d'une trentaine d'années. Arrivés auprès du malade à 7 heures du soir, le médecin nous mit au courant de la situation. L'avant-veille ce jeune homme s'était senti indisposé. Les symptômes avaient été tout d'abord assez mal caractérisés : état gastrique, inappétence, malaise, fièvre légère ; mais le lendemain les symptômes abdominaux s'étaient dessinés franchement, la douleur s'était accentuée et notre confrère avait constaté une localisation douloureuse sur le bord du foie, dans la région de la vésicule biliaire ; il avait même senti à ce niveau une saillie douloureuse et il avait porté le diagnostic de *cholécystite*. La fièvre était vive et par deux fois étaient survenus des accès violents et des paroxysmes, pendant lesquels la température avait atteint le chiffre très élevé de 40°,2 et de 40°,4.

Le surlendemain quand j'examinai le malade à sept heures du soir, le tableau clinique s'était modifié. La fièvre persistait et ce qui dominait en ce moment à la pression et à la palpation, ce n'était plus la douleur dans la région de la vésicule biliaire, mais c'était une douleur vive et caractéristique, avec défense musculaire *dans la fosse iliaque*, à la région de *l'appendice*. Le point maximum de cette douleur était même un peu plus haut que le point de Mac Burney, comme cela se voit dans les appendicites à type remontant. Par un examen méthodique on constatait que la douleur provoquée par la pression décroissait à mesure qu'on remontait vers le foie. On ne percevait aucune saillie dans la région de la vésicule. A ce moment on n'avait donc plus sous la main les signes de la cholécystite constatés antérieurement par notre confrère, mais on percevait des signes qui ne laissaient aucun doute sur l'existence de l'appendicite.

L'examen méticuleux que pratiqua M. Segond, le conduisit au même diagnostic. Ajoutons que les urines du malade étaient albumineuses.

Ici l'opération était d'autant plus indiquée, qu'elle mit à découvert une triple affection : *péritonite, appendicite et cholécystite,*

L'opération fut faite à 10 heures du soir. M. Segond s'occupa d'abord de l'appendice; à l'ouverture du péritoine, il trouva une certaine quantité de sérosité trouble, librement répandue dans la séreuse de la région, ce qui était déjà un indice d'appendicite ; une plus grande quantité de liquide trouble avait fusé dans le petit bassin d'où elle fut retirée plus tard.

L'appendice recouvert d'arborisations inflammatoires remontait derrière le caecum. On l'excise. Je prends aussitôt la pièce anatomique que j'examine en la plaçant au devant d'une lampe électrique, et j'aperçois par transparence et par places un tel amincissement des parois, que j'annonce séance tenante, la présence de grandes ulcérations à l'intérieur de l'appendice. Et, en effet, à l'ouverture de l'appendice examiné avec un de mes chefs de laboratoire, M. Nattan-Larrier, nous avons trouvé des lésions grossières d'*appendicite ulcéreuse* que j'ai fait reproduire à l'aquarelle par le Dr Bonnier. Au-dessous d'un bouchon de matières fécaloïdes étaient deux grandes ulcérations, l'une allongée, l'autre ovalaire. Au niveau de ces ulcérations les tissus étaient tellement détruits qu'on voyait le jour par transparence ; la paroi semblait réduite à un mince feuillet. En d'autres points la muqueuse était tomenteuse ; ailleurs existait un piqueté hémorragique ; après l'opération de l'appendicite, M. Segond s'occupe de la vésicule biliaire.

Il prolonge en haut l'incision de la paroi abdominale et par l'exploration digitale il atteint la vésicule profondément située ; il constate qu'elle est distendue, ses parois sont rouges et épaisses. Il pratique la cholécystostomie. L'incision donne issue à un liquide jaunâtre, puis à du pus crémeux et enfin à du pus teinté ; *il n'y a pas de calculs biliaires.* Le col vésiculaire paraît oblitéré. Les résultats de l'opération furent remarquables : deux heures après l'opération la température était tombée à 37°, la nuit était bonne ; le lendemain matin la température était à 36°,6.

OBSERVATION IV

GRANT. — *The Journal of the American medical association,*
18 avril 1903.

*Cholécysto-appendicite. — Laparotomie — Perforations vésicu-
laire et appendiculaire. — Mort.*

Homme de 53 ans, qui aurait eu antérieurement des coliques hépatiques. Une nuit, éclatent soudain des douleurs violentes localisées dans la région de la vésicule biliaire. Grant, diagnostique une cholécystite et prescrit la morphine et l'atropine qui procurent quelque soulagement. Deux heures plus tard survient une nouvelle et terrible crise avec vomissements. On diagnostique une rupture de la vésicule. A ces symptômes s'ajoute le lendemain matin une douleur intense dans la région de l'appendice. M. L. Freeman appelé en consultation admet la cholécystite, mais il pense que les accidents actuels dépendent d'une appendicite. L'opération est faite et on constate une appendicite et une cholécystite ayant abouti l'une et l'autre à la perforation. Le malade succomba 4 jours plus tard à sa péritonite généralisée.

OBSERVATION V

Quénu. — *Journal des praticiens*, 1898, p. 227.

*Cholécysto-appendicite. — Intervention sur la vésicule
et sur l'appendice. — Guérison.*

Une malade soignée pour des coliques hépatiques avait fait
des saisons à Vichy. Appelé près d'elle au mois de décembre au
moment d'une crise d'appendicite, nous constatons nettement
l'existence d'un empâtement iliaque. Nous nous demandons
même à ce moment, si la désignation antérieure de coliques
hépatiques est bien exacte. La laparotomie faite au commencement de février nous montre la réalité *de la double lésion
appendiculaire et biliaire.* L'appendice fut réséqué, puis l'incision
ayant été prolongée par en haut, la vésicule biliaire rouge,
vasculaire, fut dégagée de ses adhérences, nous en retirâmes
cinq gros calculs. Les suites opératoires furent des plus simples.
La malade sortait de la maison de santé 25 jours après l'opération,
complètement guérie.

OBSERVATION VI

A. Meusser. — (10ᵉ obs.) *Inaug. Dissertat. Iéna*, 1897.

Cholécysto-appendicite. — Opération incomplète. — Mort.

Femme S..., 54 ans. Admise à l'hôpital en juin 1892.

Anamnestiques. — En mai 1891, la patiente tomba subite-
ment malade une nuit avec de la fièvre et de violentes douleurs
dans la région iléo-caecale ; il y eut de la constipation ; on fit le
diagnostic de *pérityphlite.* La malade resta pendant 9 jours au
lit, mais après s'être levée, elle se sentit encore bien affaiblie.
Fin mai, il se produisit un nouvel accès douloureux analogue
au premier ; il y eut une température très élevée. A ce moment
les douleurs s'irradiaient au creux épigastrique, à l'épaule droite
et dans le bras droit, et malgré ces douleurs, la malade ne put

garder le lit que quelques jours. Le 14 juillet apparut un nouvel accès avec fièvre élevée. Depuis cette époque la malade est alitée ; de temps en temps de courtes rémissions. Deux fois de suite, le 8 juillet 1891, et le 6 janvier 1892, il y eut irruption spontanée d'un pus nauséabond dans le vagin. Depuis quatre semaines il s'est développé un abcès dans la paroi abdominale. Comme traitement, on fit dès le début des applications de cataplasmes chauds, la malade ayant toujours refusé toute intervention opératoire.

Etat actuel. — Femme très faible, très amaigrie, débilitée ; elle tient les deux jambes en forte flexion. En essayant de redresser la jambe droite, la malade éprouve une violente douleur. A la hauteur de l'ombilic sur le bord externe du muscle droit, on perçoit sous la peau une tumeur fluctuante plus grosse que le volume du poing ; il s'agit très probablement d'un abcès pérityphlique, qui a perforé la paroi abdominale.

28 juillet. — Opération. Incision longitudinale sur l'abcès que l'on vide d'une quantité de pus extrêmement fétide. Après avoir enlevé des lambeaux gangréneux, on trouve un trajet fistulaire qui s'étend vers l'extérieur. Pour libérer ce trajet on fait sur l'incision longitudinale une incision transversale ; sur le bord externe du muscle droit, à l'extrémité du trajet fistuleux, la sonde peut pénétrer de quatre centimètres de profondeur dans un nouveau trajet. On élargit ce nouveau trajet et on le vide : comme le premier il a un contenu purulent et nauséabond. On draîne et on fait le pansement.

Suites. 30 juillet. — Quand on ouvre le pansement on trouve dans la plaie un fragment de tenia assez long et assez étroit ; après plusieurs jours, on en trouve un second.

7 août. — Pas mal de matières fécales dans le pansement ; la fistule ne persiste que trois jours.

1ᵉʳ septembre. — Guérison après des suites sans réaction. Pour le traitement de la flexion dans les deux hanches et les deux genoux on applique des appareils à extension. On arrive bientôt à redresser la jambe gauche.

9 septembre. — Le 9 septembre la malade eut de nouveau brusquement de violentes douleurs dans la portion inférieure du ventre avec une température de 39°. En dessous de la cicatrice on trouve un léger gonflement d'une extrême sensibilité.

17 septembre. — Opération. Incision en forme de T sur l'ancienne cicatrice. On sculpte la peau dans l'espoir de trouver un trajet conduisant dans la profondeur. Partout on ne trouve que du tissu normal. En incisant plus profondément dans la cicatrice longitudinale on arrive à libérer une masse de forme arrondie qui adhère assez solidement à la paroi abdominale ; on la libère sans difficultés sur les côtés ; elle se présente comme un prolongement du foie, allongé et épais, dont l'extrémité inférieure correspond par son milieu à la portion terminale de l'ancienne cicatrice. Par la palpation le long de ce prolongement, le doigt sent une concrétion dure, haut située. On agrandit par en haut l'incision et on met à découvert la vésicule qui vient apparaître au bord droit du prolongement hépatique. *La vésicule est allongée, elle a un aspect cicatriciel, elle est épaissie* et est adhérente au côlon transverse. On libère les adhérences et on arrive à chasser dans la vésicule un calcul qui se trouvait dans le cystique. On fixe la vésicule à la portion supérieure de la plaie et on l'incise. Il s'en écoule une bile toute claire ; le fond contient une petite cavité, qui communique avec la cavité principale par une communication assez étroite. Après élargissement de cet orifice, on ne peut plus comme auparavant pousser le calcul vers le fond de la vésicule. Le calcul est caché par un bourrelet de la muqueuse et on n'arrive même pas à le saisir avec la pince à mors. Après plusieurs tentatives infructueuses pour l'extraire, on se décide à inciser le cystique et on arrive à l'enlever. L'incision est refermée à la soie. Il n'y a pas d'autres concrétions ; la plaie péritonéale est fermée en catgut. L'incision du fond de la vésicule reste ouverte sans drain ; on tamponne à la gaze iodoformée et on fait le pansement.

Suites. 20 septembre. — Le pansement est traversé par la

bile ; pansement journalier jusqu'au 6 octobre ; l'écoulement
biliaire se tarit et la plaie se cicatrise assez rapidement.

10 octobre. — La bronchite dont souffrait la malade a fait
d'énormes progrès dans les derniers temps ; la patiente était
aussi porteuse d'un gros goître qu'elle avait depuis son jeune
âge : elle avait également des palpitations de cœur. Elle a maintenant des accès de syncope cardiaque. Le pouls monte jusqu'à
150 et 160 pulsations : dyspnée intense. Les jours suivants la
fièvre remonte de nouveau jusqu'à 39°. Puis survient une pneumonie du lobe gauche inférieur, en même temps que de l'œdème
pulmonaire.

15 octobre soir. — La malade meurt.

Autopsie. — Grosse trachée aplatie ; le corps tyroïde est géla-
tineux et il y a de l'œdème pulmonaire. Pneumonie d'aspiration
du poumon gauche. Dans la pointe du cœur droit un thrombus
datant de 5 à 6 jours et du volume d'un œuf de pigeon. Le foie
est de taille moyenne ; il a un prolongement en forme de langue, qui descend jusqu'au dessous de l'ombilic. L'incision du
canal cystique est complètement cicatrisée et la cicatrice est à
peine visible. Le cholédoque avait 45 mm. de circonférence ; à
la papille il en avait 17. Tous les conduits biliaires jusque dans
les plus petites ramifications sont élargis. Dans la portion
initiale du conduit hépatique se trouve un gros calcul verdâtre
du volume d'un haricot. Le caecum est adhérent en arrière
à la hauteur du promontoire ; mais il se laisse pourtant facilement détacher. L'appendice est adhérent au caecum et aux
endroits adhérents se trouvent deux perforations de la grosseur
d'un pois. L'utérus est en rétroflexion, et il est adhérent en
arrière. Il y a une salpingite purulente à gauche, de la pelvi-
péritonite, etc...

OBSERVATION VII

Adolf Becker. — *Deutsche Zeitschrift für Chirurgie*, 1903.

Cholécysto-appendicite. — Intervention sur la vésicule et sur l'appendice. — Guérison.

Mlle Emma P.... 21 ans, d'Aix-la-Chapelle.

Anamnestiques. — Depuis l'âge de 12 ans, la malade a eu de fréquents accès douloureux, qui ont été pris au début pour des crampes d'estomac. Ces crampes qui se répétaient tous les deux ou trois mois jusqu'à l'âge de 14 ans, consistaient surtout en douleurs piquantes et perforantes dans la région supérieure droite du ventre, avec irradiations vers les épaules, le dos et la poitrine. Dans l'intervalle compris entre la 14e et la 16e année, il n'y a eu ni douleur, ni aucune autre incommodité.

Alors il y eut de nouveau plusieurs accès se manifestant par des crampes, et pendant lesquels, c'était principalement la région de la vésicule biliaire qui était douloureuse à la pression.

Il y a quelques mois survint un accès très violent, avec vomissements et léger degré de météorisme ; il n'y eut pas de douleurs du côté de la vésicule biliaire, par contre la région iléocaecale était excessivement sensible. L'accès dura plusieurs jours ; les signes demeurent les mêmes à la palpation. Après cet accès le malaise persiste encore pendant des semaines, et de temps en temps il y a des vomissements. Il n'y a pas d'ictère et aucun calcul n'a été rendu par les selles.

Etat actuel. — Taille moyenne ; personne délicate. Appareils thoraciques normaux. Pas d'albumine, pas de sucre, pas de pigments biliaires dans l'urine ; l'abdomen est plat. Le foie n'est pas augmenté de volume, on ne sent ni tumeur, ni résistance au niveau de la vésicule biliaire. La région iléo-caecale est douloureuse à la pression ; on ne sent pas de tumeur à ce niveau.

Cette grande diversité de symptômes, pendant les différents accès, que M. le Professeur Müller eut l'occasion d'observer lui-même pendant les dernières années, *fit poser le diagnostic d'appendicite et de cholélithiase.*

Opération. — 16 juin 1897. — Incision d'environ 10 cm. de longueur sur le côté droit du muscle droit ; l'incision commence en dessous des fausses côtes ; on trouve une vésicule biliaire ratatinée attenant aux organes voisins par des adhérences inflammatoires, et conténant environ 150 calculs du volume d'un pois moyen. On fait la cholécystostomie.

L'appendice n'est pas adhérent, et on ne constate aucune grosse modification pathologique sur lui. Il n'y a qu'une sténose à l'embouchure dans le caecum. Extirpation. On l'incise et on trouve la sténose du canal mentionnée plus haut ; les parois de l'appendice sont épaissies ; il y a du catarrhe de la muqueuse. La cavité contient une sécrétion purulente. Les suites furent compliquées : il y eut une fistule biliaire persistante et de nouvelles coliques survinrent. Ce n'est qu'après deux tentatives suivantes, dans lesquelles on enleva un calcul enclavé dans le cystique et pendant lesquelles on extirpa également la vésicule biliaire que la plaie se cicatrisa ; la patiente fut dès lors définitivement débarrassée de son mal.

Septembre 1902. — Le bien-être s'est maintenu et la malade est restée à l'abri de nouvelles attaques douloureuses.

OBSERVATION VIII

Adolf Becker. — *Deutsche Zeitschrift für Chirurgie,* 1903.

Cholécysto-appendicite. — *Intervention sur l'appendice seulement.* — *Les souffrances continuent.* — *Deuxième intervention sur la vésicule.* — *Guérison.*

Kuno P..., 46 ans, d'Aix-la-Chapelle.

Anamnestiques. — Parents bien portants. Lui-même a toujours été bien portant autrefois. Depuis six ans, il souffre de l'*estomac* et a de fréquents accès douloureux dans la portion supérieure droite du ventre, dans la région des reins et dans le dos ; ces douleurs furent prises pour des coliques hépatiques ; de temps en temps, paraît-il, il aurait eu de l'ictère à répétition. Dans les deux dernières années, le nombre des accès a augmenté constamment ; en même temps, on sentait, mais depuis quelques mois seulement, une tumeur typique de la forme du pouce, et située dans la région du caecum. Dans les trois dernières semaines, il y eut de nouveau trois violents accès, mais on ne constata ni fièvre, ni calculs dans les selles.

Etat actuel. — Homme de constitution robuste ; état général, moyennement bon. Cœur et poumons normaux ; pas d'albumine, pas de sucre, pas de pigments biliaires dans les urines ; le ventre est plat et la peau de l'abdomen est adipeuse. Le foie n'est pas augmenté de volume, on ne sent pas la vésicule biliaire ; peu ou point de douleur à son niveau.

Dans la région iléo-caecale, au niveau du point de Mac Burney, on sent une tumeur qui a la forme du pouce, et qui est très douloureuse. Température et pouls normaux.

Diagnostic. — *Appendicite chronique.*

10 mai 1898. — Opération avec anesthésie à l'éther, au chloroforme et à la morphine. Incision abdominale dans la région iléo-caecale, sur le côté latéral du muscle droit. Après ouverture de la cavité abdominale, l'appendice se présente. Il est long, renversé en arrière et lésé au niveau de son embouchure dans le caecum. Sa pointe et son tiers inférieur sont élargis en forme d'ampoule. Au niveau de sa pointe, qui est dirigée vers l'embouchure dans le caecum, se trouvent de petites adhérences pseudo-membraneuses superficielles, raides, très courtes et minces. Le méso est fort tendu et ratatiné. On fait l'extirpation typique de l'appendice après ligature du mésentère ; enfouissement du moignon dans le caecum et fixation au péritoine pariétal. Tamponnement de l'endroit recousu ; fermeture du ventre avec des surjets en étages au catgut. Fermeture de la peau à la soie.

Suites. — Elles furent troublées par une fistule stercorale qui s'établit le 5e jour après l'opération, mais qui se ferma de nouveau spontanément au bout de quelque temps.

Le malade revint le 23 janvier 1899, au Luisenhospital, afin de se faire examiner plus sérieusement.

Anamnestiques. — Le mal n'a pas disparu depuis l'opération. Les douleurs, dont le malade n'a pas été débarrassé depuis l'intervention, apparaissent de nouveau pendant la convalescence ; elles sont surtout violentes, dans les dernières semaines, dans la région de l'estomac, et se manifestent sous forme de coliques. Après ces accès douloureux, le malade devint ictérique et fut très incommodé par des démangeaisons. Les urines sont colorées en rouge-brun, mais il n'y a aucun calcul dans les selles. Les douleurs sont violentes et continues dans la région de la vésicule biliaire ; le malade a vomi dans les derniers temps, et a perdu 8 livres pendant la dernière quinzaine. Les selles sont régulières et sans particularités.

Etat actuel. — Le malade fait l'impression d'un homme dont l'état de santé est gravement compromis ; il a beaucoup maigri et il a une coloration légèrement ictérique de la peau et des muqueuses. Le cœur est normal, il y a de la bronchite chronique. L'abdomen est plat. Le bord inférieur du foie, dépasse sur la ligne mamillaire le rebord inférieur des fausses côtes d'environ deux travers de doigts. Dans la région de la vésicule biliaire on sent nettement une tumeur en forme de poire, qui est très douloureuse à la pression. Le malade présente une hernie ventrale facilement réductible au niveau de la cicatrice iléo-caecale. A ce niveau il n'y a plus de douleurs. On ne constate ni albumine, ni sucre, ni pigments biliaires dans les urines. La température et le pouls sont normaux.

24 janvier 1899. — Accès typique de colique hépatique d'une durée d'environ 20 minutes.

26 janvier 1899. — On conseille avec insistance l'opération au malade : il y consent ; puis pour des motifs personnels on le laisse retourner chez lui aujourd'hui.

1er février 1899. — Il est admis de nouveau à la clinique privée de M. le Professeur Müller.

2 février 1899. — Opération. — L'anesthésie est faite à l'éther, au chloroforme et à la morphine. La vésicule biliaire est petite et tout à fait enclavée dans de la couenne, on la dégage de ses adhérences avec le duodenum. Extirpation de la vésicule biliaire qui ne contient plus de calculs. On ne trouve rien dans les voies biliaires.

Suites. — Elles furent normales. Le malade n'eut plus de douleurs après cette opération, mais il mourut l'année suivante d'une pneumonie croupale.

OBSERVATION IX

Adolf Becker. — *Deutsche Zeitschrift für Chirurgie*, 1903.

Cholécysto-appendicite. — Intervention sur la vésicule et sur l'appendice. — Guérison.

Anna St..., 25 ans. Domestique à Aix-la-Chapelle. Admise au Luisenhospital le 11 décembre 1899.

Anamnestiques. — Elle est issue d'une famille bien portante ; elle-même n'avait jamais été malade autrefois.

Elle tomba brusquement malade il y a 4 jours, avec des douleurs dans la région de l'estomac, des malaises, des maux de tête et des vomissements. Les selles furent toujours régulières. Elle prétend qu'elle n'a jamais eu de fièvre.

Etat actuel. — Jeune fille bien constituée. Etat du cœur, des poumons et des urines sans particularités. L'abdomen n'est pas soulevé. Douleur spontanée à la pression dans la région du pylore. Pas de dilatation d'estomac et pas de ptose stomacale. Le foie n'est pas augmenté de volume ; la vésicule biliaire n'est pas palpable. On ne constate aucune tumeur dans la région iléo-caecale qui n'est pas douloureuse à la pression.

T = 38°,5 c. P = 95, régulier et fort, langue sèche, chargée ; herpès labial des deux côtés.

Diagnostic. — Gastrite aiguë.

Thérapeutique. — Vessie de glace. Diète liquide.

16 décembre 1899. — Suites sans fièvre ; les douleurs sont passées.

19 décembre 1899. — Hier et aujourd'hui, la malade a eu de nouveau des douleurs qui se sont manifestées sous forme de coliques ; la région de la vésicule biliaire est très sensible à la pression. On ordonne du sel de Karlsbad.

2 janvier 1900. — La malade demande à retourner chez elle, on le lui accorde.

Elle est admise de nouveau à l'hôpital le 31 janvier 1900 ; depuis sa dernière sortie elle fut en traitement à la policlinique. Pendant ce temps, à part de petits intervalles de rémission, elle a eu de violentes douleurs, tantôt dans la région abdominale droite supérieure, tantôt dans la région abdominale droite inférieure ; ces douleurs étaient accompagnées de malaises et de vomissements. Après une constipation opiniâtre, il y a eu des diarrhées profuses qui ont résisté à toute thérapeutique. Les examens successifs de cette malade, qui furent faits à la policlinique permirent de constater une résistance douloureuse, aussi bien dans la région de la vésicule biliaire, que dans la région iléo-caecale.

Etat actuel. — L'état de la malade n'a pas changé ; la vésicule biliaire et la région iléo-caecale sont remarquablement douloureuses à la pression ; dans la région du caecum, on sent une petite tumeur dure, longue, de la grosseur d'un crayon. La température et le pouls sont normaux ; la langue est chargée et sèche.

Diagnostic. — *Appendicite et cholélithiase.* — *Thérapeutique.* — Repos au lit ; on donne 1 gramme de salicylate de Bismuth trois fois par jour.

5 février 1902. — Opération. — Aucune amélioration dans
l'état de la malade ; les attaques douloureuses ont augmenté de
fréquence et d'intensité. L'examen objectif n'est pas changé, et
comme la malade déclare d'une façon catégorique qu'elle ne pou-
vait pas supporter plus longtemps ces douleurs, et qu'elle préfé-
rait être guérie par une grosse et dangereuse opération, on
décida de faire la laparotomie.

Après ouverture de la cavité abdominale, tout le caecum se
présente entouré de fausses membranes. L'appendice est coudé
en son milieu par une adhérence ; sur tout le reste de son
étendue il est libre ; ses parois sont épaisses ; il a la consistance
d'un ascaride. La vésicule biliaire est fortement tendue et fixée
solidement au colon ascendant par des adhérences, qui se continuent jusqu'au caecum. L'épiploon est également soudé à la
vésicule par des adhérences. Dans la vésicule et dans les voies
biliaires on ne sent aucun calcul par la palpation. On libère les
nombreuses adhérences et on libère la vésicule biliaire que l'on
n'ouvre pas. On ampute l'appendice d'une façon typique ; le
moignon est enfoui dans le caecum ; recousu, ourlé avec le
péritoine pariétal et fixé à la paroi antérieure du ventre. Sutu-
res en étages et mèches de gaz iodoformée comme drainage sur
le caecum. Pansement.

On incise les parois de l'appendice qui sont nettement épaissies ; la muqueuse est d'une coloration ardoisée. Pas de sténose.
Dans la cavité se trouvent en petite quantité des sécrétions
muco-hémorragiques.

19 février. — Suites normales sans fièvre. Les fils sont enlevés. Guérison par première intention. La malade peut se lever.

20 mars 1900. — La malade a bon appétit. Il n'y a plus ni
douleurs, ni malaises. Selle spontanée régulière une fois par
jour. La plaie est guérie : il y a une grosse cicatrice abdominale.
On permet à la malade de rentrer chez elle.

OBSERVATION X

Adolf Becker. — *Deutsche Zeitschrift für Chirurgie*, 1893.

Cholécysto-appendicite. — Intervention sur la vésicule et sur l'appendice. — Guérison.

Hubert Cl..., 25 ans, de Würseln.
Admis au Luisenhospital le 31 octobre 1900.

Anamnestiques. — Pas d'antécédents héréditaires ; à part une blessure au niveau du coude gauche, que le malade se fit durant son service militaire, il a toujours été bien portant. En mars, de cette année, il fut brusquement atteint d'une « appendicite » avec vomissements, fièvre élevée et douleurs dans le côté droit du ventre ; il dut s'aliter pendant quinze jours.

Plus tard le malade eut encore huit accès de ce genre ; mais ces accès ne durèrent qu'un ou deux jours à la fois. Les douleurs apparaissaient souvent d'une façon foudroyante à droite près de l'ombilic et rayonnaient jusqu'à la poitrine et jusque dans le dos. Dans les derniers temps le malade a été jaune, ce qui nous explique pourquoi le dernier médecin qui l'avait soigné avait posé le diagnostic de *lithiase biliaire*.

Etat actuel. — Constitution bonne. Coloration de la peau légèrement ictérique. Le cœur et les poumons sont normaux. Il n'y a ni albumine, ni sucre, ni pigments biliaires dans les urines. L'abdomen n'est pas soulevé ; il n'y a pas d'ascite. Sur la ligne mamillaire le foie atteint le bord inférieur des fausses côtes. En dehors de la ligne mamillaire on sent une tumeur qui a la forme d'une langue et qui atteint presque la taille d'une soucoupe. Elle file vers le foie : ce n'est pas la vésicule biliaire qui n'est pas palpable. La région de la vésicule biliaire est excessivement douloureure à la pression, il en est de même pour la région iléo-caecale. Du côté opposé on sent également une petite résistance. Il est impossible de délimiter nettement une tumeur. La température et le pouls sont normaux.

Diagnostic : Cholélithiase ? Appendicite ? ou *bien les deux réunies.*

5 novembre 1900. — Opération. — Anesthésie à l'éther et au chloroforme. Incision de la cavité dans la région iléo-caecale, sur le bord externe du muscle droit. Grand nombre de fines adhérences au caecum et au commencement du côlon ascendant. L'appendice est très long et coudé en son milieu ; il en résulte deux portions parallèlement accolées l'une à l'autre. Il est tout à fait enclavé dans des adhérences qui sont particulièrement développées à la pointe. Il y a un épaississement au niveau de la coudure et de la pointe qui est très dilatée. Il n'y a pas d'artères tortueuses le long de l'appendice, dont les parois sont épaissies. Dans sa portion supérieure, il contient plusieurs corps étrangers durs.

On ampute l'appendice par le procédé classique et on explore la vésicule biliaire. On sent là une tumeur résistante adhérente à la paroi abdominale, antérieure. On prolonge par en haut l'incision abdominale et l'on met à nu le bord inférieur du foie. La tumeur semble être l'épiploon modifié par l'inflammation : on la libère avec précaution et on vide un abcès ; on aperçoit ensuite la vésicule biliaire, qui est également entourée d'un abcès et modifiée par l'inflammation.

On excise la paroi de l'abcès (épiploon) et on enlève tout le pus en protégeant bien la région voisine avec des compresses ; puis on met à nu le cholédoque, dans lequel on sent un gros calcul. On fait la cholédocotomie et on extrait un calcul gros comme un œuf de poule.

Ouverture de la vésicule biliaire : elle contient de la bile : pas de calculs.

Après avoir minutieusement exploré les voies biliaires et constaté qu'elles ne contenaient pas de concrétion, on draîna le cholédoque et la vésicule biliaire qui fut cousue dans l'angle supérieur de la plaie. Le moignon appendiculaire fut fixé à l'angle inférieur de la plaie à la paroi abdominale. La plaie est ensuite fermée par des surjets en étage.

Draînage sur le caecum et sur la vésicule biliaire.

17 novembre 1900. — Suites normales, sans fièvre ; abondante sécrétion biliaire. On enlève les tampons et les fils.

1er décembre 1900. — La sécrétion biliaire diminue réellement. Le malade se trouve très bien.

12 décembre 1900. — Le flot biliaire est tout à fait tari.

17 décembre 1900. — Plaie complètement guérie ; le malade s'est bien rétabli ; appétit et état général excellents. Le malade débarrassé de toute douleur peut rentrer chez lui.

OBSERVATION XI

Adolf Becker. — *Deutsche Zeitschrift für Chirurgie*, 1893.

Cholécysto-appendicite. — Intervention sur la vésicule et sur l'appendice. — Guérison.

Femme Ida P..., 30 ans, de Rostock.

Admise à la clinique de l'Université le 11 février 1902.

Anamnestiques. — Pas d'antécédents héréditaires.

En août 1901, apparurent, pour la première fois, de violentes douleurs, sous forme de coliques dans le côté droit du ventre. Ces accès survinrent deux fois, dans une nuit, d'une façon intense, puis disparurent. Tout est rentré dans l'ordre depuis, mais la malade prétend avoir été un peu jaune après ses accès.

En hiver, les accès douloureux augmentèrent d'intensité ; dans les derniers temps, les douleurs n'ont, paraît il, pas disparu et apparaissaient le soir. Dès le début, et surtout dans les derniers temps, il y eut de fréquents vomissements. Les selles ont toujours eu leur coloration normale. Les douleurs rayonnaient du côté droit du ventre vers le dos et vers l'épaule droite. Au moment des accès, la malade arrivait à sentir quelquefois, elle-même, une tuméfaction sensible, située sous le bord inférieur des fausses côtes droites.

Après le premier accès, il y eut, paraît-il, de petits graviers dans les selles. La malade a maigri (de 167 livres, elle est tombée à 135 livres).

Etat actuel. — Constitution bonne, mine un peu pâle, rien à la poitrine. Le foie n'est pas augmenté de volume. Abdomen plat ; la paroi abdominale est assez adipeuse et un peu flasque. La région de la vésicule biliaire est sensible ; on perçoit une petite résistance fort tendue sous le bord inférieur du foie ; de plus, il y a un endroit remarquablement douloureux à la pression, au niveau du point de Mac Burney. L'appendice n'est pas facilement perceptible à la palpation sous cette résistance. Il n'y a ni albumine, ni sucre, ni pigments biliaires dans les urines.

Diagnostic. — *Cholélithiase et appendicite.*

Opération le 12 février 1902. — Anesthésie à l'éther et à la morphine. Incision partant du rebord inférieur des fausses côtes droites, passant à travers le muscle droit, selon la direction de ses fibres, entre son tiers externe et son tiers médian. Ouverture du péritoine, agrandissement de l'incision par en bas pour rechercher l'appendice. Dans l'angle supérieur de la plaie, on voit bomber la vésicule biliaire. Elle est peu augmentée de volume ; son pôle inférieur s'est ratatiné un peu et s'est recroquevillé en forme de corne du côté interne. Ceci est produit par une adhérence membraneuse sur le côté interne, qui tire la vésicule en arrière. Dans tout le reste de son étendue, la vésicule biliaire montre une surface lisse, une paroi qui n'est pas excessivement épaissie ; elle est suffisamment remplie, et, par la palpation, il est impossible de percevoir des calculs. Par contre, en arrière, on perçoit dans le cystique, juste au niveau de son embouchure dans le cholédoque, une concrétion solidement enclavée qui a la grosseur d'une noisette. Sur le cystique, il y a également des adhérences. Ouverture de la vésicule biliaire ; il s'en écoule de la bile d'aspect goudronneux, il n'y a aucun calcul. Le cholédoque est épaissi et atteint la grosseur du doigt ; on le libère : il contient un calcul, en forme de mûre, que l'on extrait : fermeture avec quatre points de catgut. Recherche de l'appendice. Le colon ascendant présente, ainsi qu'on l'avait constaté à l'ouverture de la cavité péritonéale, de nombreuses adhérences en forme de toiles d'araignées, et aussi de nombreuses adhérences plus compactes. Libération de l'appendice qui, à l'inspection superficielle, semble à peine modifié. On l'examine plus minutieusement et on trouve une fine congestion, des parois épaissies et indurées et une coudure correspondant à peu près à son milieu. Amputation de l'appendice par le procédé habituel et fixation du moignon appendiculaire sur le péritoine pariétal à l'angle inférieur de la plaie ; à l'angle supérieur de la plaie, on fixe la vésicule biliaire en y plaçant un drain. Drainage du cholédoque et du caecum et fermeture en étages de la plaie abdominale. Pansement.

On incise l'appendice. Il présente à une largeur de doigt au-dessous de l'embouchure dans le caecum, une constriction très étroite à travers laquelle on ne peut pas traverser avec la plus petite sonde. En dessous de cette sténose il est un peu élargi, et rempli d'une sécrétion purulente ayant la couleur du fumier. (Microscopiquement on trouve du pus et des globules rouges). Près de la pointe l'aspect est normal.

25 février 1902. — Suites normales : le drain et les tampons sont enlevés. La sécrétion biliaire qui était très abondante diminue déjà.

7 mars 1902. — Plaie cicatrisée, à part une faible partie qui a le diamètre d'une pièce de 50 centimes, encore granuleuse et située dans la portion supérieure de la plaie. La sécrétion biliaire a tout à fait cessé. Bien-être parfait ; il n'y a pas la moindre incommodité. On la laisse retourner chez elle. En août 1902, la guérison s'était maintenne.

OBSERVATION XII

Kehr. — *Langenbeck's Archiv. 58 Bd. S. 552* (in Becker).

Cholécysto-appendicite.. — Intervention sur la vésicule et sur l'appendice. — Guérison.

Femme de 46 ans, qui a eu trois légers accès douloureux dans la région iléo-caecale ; puis elle a eu un premier accès

très violent de colique hépatique. A côté d'une vésicule biliaire
remplie et fort tendue, couverte de masses fibrineuses, soudée à
l'épiploon et qui contenait un liquide séreux, trouble, et huit
calculs de la grosseur d'une noisette, on trouve un appendice
qui était soudé à la partie postérieure du caecum et du colon
ascendant. Dans la même séance : résection de l'appendice et de
la vésicule biliaire.

OBSERVATION XIII

KEHR. — *Langenbeck's Archiv. 58 Bd. S. 557* (in Becker).

*Cholécysto-appendicite. — Intervention sur la vésicule et sur
l'appendice. — Guérison.*

Ouvrier de 37 ans. Tombe brusquement malade avec des phénomènes d'occlusion intestinale. KEHR pose le diagnostic de :
« *Ileus dû à une appendicite gangréneuse ou à une cholécystite.* »
Il trouve l'appendice entortillé et épaissi sur une assez grande
longueur ; il remonte sur le côté postéro-externe du colon et il
est soudé à lui. La vésicule biliaire cachée sous le foie est tout
à fait enveloppée d'adhérences. Dans une même séance, extirpation de la vésicule biliaire et de l'appendice.

OBSERVATION XIV

KEHR. — *Langenbeck's Archiv. 58 Bd. S. 598* (in Becker).

*Cholécysto-appendicite. — Intervention sur la vésicule et sur
l'appendice. — Guérison.*

Femme âgée de 36 ans, travaille à la campagne. Souffre de
douleurs indéterminées dans la région de l'estomac. KEHR pré-
suma et trouva une dilatation de l'estomac due à une sténose
duodénale, occasionnée par une cholécystite adhésive. Il extirpa
la vésicule biliaire, fit la gastroentérostomie selon le procédé de
ROUX, et extirpa l'appendice adhérent, contenant des concrétions
stercorales.

OBSERVATION XV

Kehr. — *Beitræge zur Bauchchirurgie I. S. 107* (in Becker).

*Cholécysto-appendicite. — Pancréatite. — Cholécystenteros-
tomie. — Gastroenterostomie. — Appendicectomie. — Guérison.*

Homme de 41 ans, propriétaire. A eu aux différents âges de
14 ans, 17 ans et 18 ans, plusieurs poussées inflammatoires du
côté de l'appendice ; ensuite a beaucoup souffert de maux
d'estomac. Plus tard il a eu à plusieurs reprises de véritables
coliques hépatiques avec selles décolorées et du sable. A part
une petite sensibilité à la pression dans la région de la vésicule
biliaire, l'exploration est négative. Kehr posa le diagnostic de
cholélithiase et d'appendice, et trouva à la laparotomie la vésicule biliaire soudée à l'épiploon et au colon transverse ; il y
avait une petite fistule entre la vésicule biliaire et le colon. La
vésicule biliaire contenait un énorme calcul : le choledoque
était soudé au duodenum : *pancréatite chronique*, vieil ulcère
du duodenum, adhérences entre l'appendice coudé et le colon
ascendant. Kehr fit en une opération de 2 h. 1/2 la *cholécys-
tenterostomie* et la *gastroenterostomie*. Il enleva également
l'*appendice*. Le malade reprit sa santé au bout de six mois ; il
n'y avait plus de douleur et il avait considérablement augmenté
de poids.

OBSERVATION XVI

Kehr. — *Beitraege zur Bauchchirurgie. Neue Folge. S. 141.*
(in Becker).

*Cholécysto-appendicite. — Intervention sur la vésicule et sur
l'appendice. — Guérison.*

Femme de 33 ans, propriétaire, qui depuis sa 16e année a
souffert de poussées inflammatoires du côté de l'appendice. Mais
chez elle les douleurs ont émigré plus tard, vers la région de la

vésicule biliaire et s'y sont fixées. L'examen révèle une résistance douloureuse et dans la région de la vésicule biliaire, et dans la région de l'appendice. Kehr pencha pour *le diagnostic d'appendicite larvée* et *de cholécystite calculeuse chronique* (adhérences). A l'opération il trouva une grande vésicule biliaire fortement tendue et soudée à l'épiploon ; elle contenait plusieurs centaines de calculs fragiles, et des fragments qui avaient la grosseur de noisettes. L'appendice était légèrement accolé aux organes voisins, coudé en son milieu, et légèrement épaissi à scn extrémité. Extirpation de la vésicule et de l'appendice.

OBSERVATION XVII

Kehr. — *Beitraege zur Bauchchirurgie. Neue Folge. S.* 144
(in Becker).

Cholécysto-appendicite. — Intervention sur la vésicule et sur l'appendice. — Guérison.

Femme de 37 ans, ouvrière, qui a eu, il y a 13 ans, une appendicite. Depuis cette époque indépendamment des douleurs qu'elle éprouve dans la région de l'appendice, elle a des accès douloureux au niveau de l'estomac, qui rayonnent entre les omoplates. Il n'y avait pas d'autres signes qu'une sensibilité à la pression, dans la région de la vésicule biliaire et dans la région iléo-caecale. On enleva également la vésicule biliaire et l'appendice, à cause des nombreuses adhérences que ces deux organes avaient contracté avec les organes environnants.

OBSERVATION XVIII

Kehr. — *Beitraege zur Bauchchirurgie. Neue Folge. S.* 50 (in
Becker).

Cholécysto-appendicite. — Intervention incomplète. — Les douleurs continuent.

Ouvrier de 55 ans. Adhérences très étendues de la vésicule

biliaire et de l'appendice avec les organes environnants. Les douleurs étaient de nature indéterminée, et comme signes objectifs, on ne trouvait qu'une douleur plus marquée dans la région iléo-caecale, et une douleur moins forte dans la région de la vésicule biliaire. Après l'extirpation de l'appendice, il survint un accident de chloroforme qui décida Kehr à ne pas intervenir sur la vésicule biliaire. Le malade eut de nouveau plus tard des douleurs qui partirent de la vésicule adhérente. « *Si l'on avait éloigné la vésicule biliaire, on aurait probablement obtenu une guérison définitive.* »

OBSERVATION XIX

Kehr. — *Beitraege zur Bauchchirurgie. Neue Folge. S. 7* (in Becker).

Cholécysto-appendicite. — Intervention incomplète. — Les douleurs persistent.

Femme de 28 ans, cuisinière. Présentait d'après ses anamnestiques et son état actuel, le tableau de l'appendicite chronique. On fit la laparotomie et on trouva l'appendice épaissi et adhérent qu'on réséqua ; il montrait une ancienne perforation guérie, sa cavité contenait du pus. La vésicule biliaire n'était pas adhérente, et dans son intérieur se trouvait un calcul de stéarine du volume d'une noisette (Cholecystendyse). Après cette opération, la malade eut plusieurs fois et à répétition de violentes coliques hépatiques, qui nécessitèrent une nouvelle opération (cholécystotomie) d'où survint la guérison.

OBSERVATION XX

Kehr. — *Beitraege zur Bauchchirurgie, Neue Folge. S.* 145. (In Becker.)

Cholécysto-appendicite. — Intervention sur la vésicule et sur l'appendice. — Guérison.

Femme de 42 ans, propriétaire. Depuis 18 ans, elle se plaint de douleurs indéterminées. Elle éprouve des sensations de pression et de réplétion au niveau de l'estomac.. Il y a également des douleurs dans le côté droit du ventre et de temps en temps des vomissements. Comme signes objectifs, elle ne présente qu'une résistance douloureuse dans les régions supérieure et inférieure du ventre.

Le diagnostic était hésitant entre une appendicite larvée et des adhérences inflammatoires au niveau de la vésicule biliaire (Lithiase). *Peut-être se trouve-t-on en présence des deux affections?*

On trouva l'appendice augmenté de volume, chroniquement enflammé, épaissi et sténosé en deux endroits. La vésicule biliaire est également considérablement augmentée de volume et enflammée chroniquement; elle contient un calcul. Les deux organes furent extirpés.

OBSERVATION XXI

RIEDEL. — *Berlin Hirschwald* 1892, S. 132. (In Becker.)

Cholécysto-appendicite. — Intervention sur la vésicule et sur l'appendice. — Guérison.

Homme de 21 ans; dans l'espace de dix mois a eu six violents accès d'appendicite. Pendant le 7e accès il eut de l'ictère, et il rendit deux petits fragments de calculs; à part une douleur spontanée et une douleur à la pression à droite de l'ombilic, l'examen ne révélait rien. Riedel posa le diagnostic d'appendicite ou de lithiase biliaire, peut-être celui *d'inflammation vésiculaire, compliquée d'inflammation appendiculaire.* Il trouva la vésicule biliaire très adhérente au colon transverse. La vésicule biliaire et les voies biliaires ne contenaient plus de pierres. L'appendice était allongé, épaissi à son extrémité inférieure ; la séreuse était épaissie, légèrement terne. Le méso était plissé et adhérent. L'appendice montre sur la muqueuse, deux replis circulaires cicatriciels, et il contient un liquide muco-purulent.

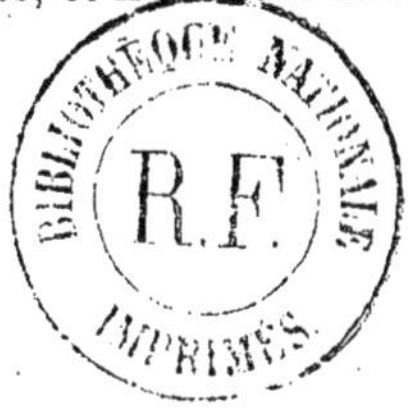

OBSERVATION XXII

Riedel. — *Langenbeck's Archiv.* 47, Bd. S. 178. (In Becker.)

*Cholécysto-appendicite. — Intervention
sur la vésicule et sur l'appendice. — Guérison.*

Homme de 34 ans ; depuis cinq ans il a de fréquents accès
douloureux qui augmentent continuellement d'intensité et qui
au début furent pris pour des accès de coliques hépatiques.
Pendant les accès, les douleurs étaient surtout localisées sous
les côtes, mais quand les crampes disparaissaient, la douleur se
cantonnait plus bas, et la douleur du haut disparaissait. Il n'y a
qu'au niveau de l'ombilic que persistait la douleur. L'examen
de la région iléo-caecale est négatif, à part une petite proéminence
douloureuse à peine perceptible sur le caecum. Le diagnostic
était le suivant : *adhérences sur le territoire de la vésicule biliaire
et de l'appendice vermiforme.*

En réalité, la vésicule biliaire était adhérente à l'épiploon, à
l'estomac, au duodenum. Ni la vésicule, ni les voies biliaires ne
contenaient de calculs. Le caecum est couvert de couennes péritonéales blanches et brillantes qui contiennent dans leur masse
l'appendice complètement oblitéré et soudé fortement sur toute
son étendue à la face antérieure du caecum. On enleva l'appendice et on libéra les adhérences de la vésicule biliaire avec les
organes environnants.

OBSERVATION XXIII

Riedel. — *Langenbeck's Archiv.* 47 Bd. S. 178 (in Becker).

*Cholécysto-appendicite. — Intervention incomplète. — Les dou-
leurs persistent.*

Femme de 50 ans ; a souffert pendant 17 ans de coliques avec
vomissements ; ces coliques furent prises, tantôt pour des *calculs biliaires*, tantôt pour un *rein mobile*, tantôt pour *une tumeur*,

tantôt pour *un foie mobile*, tantôt pour une *douleur nerveuse* ; puis elle éprouva de nouveau une forte douleur dans le côté droit du bassin ; l'examen ne révéla rien, mais à l'opération Riedel trouva une grosse vésicule biliaire adhérente à l'épiploon et à l'intestin, contenant du pus et un gros calcul.

Comme la situation était devenue critique par l'écoulement du pus, Riedel renonça à l'exploration de la région inférieure du ventre ; ce n'est que deux mois plus tard, quand les anciennes douleurs eurent fait leur apparition, qu'il enleva l'appendice : il était complètement soudé au caecum et la pointe était épaissie en forme de massue. Cet appendice était fortement ratatiné, ses parois étaient épaissies et sa cavité contenait un peu de sécrétion catarrhale. La malade fut débarrassée de ses douleurs.

OBSERVATION XXIV

Riedel. — *Thèse* Meusser. *Inaug. Dissert. Jéna* 1897 (in Becker).

Cholécysto-appendicite. — Intervention incomplète. —
La malade ne se rétablit pas.

Femme âgée de 54 ans, a eu trois violents accès d'appendicite. Il y a eu deux fois chez elle, pénétration spontanée dans le vagin d'un exsudat pérityphlique purulent.

Riedel l'opéra pour un nouvel abcès pérityphlique volumineux. Deux mois après, nouvelle atteinte de colique ; il enleva alors dans une deuxième opération un gros calcul fortement enclavé dans le cystique. Un mois plus tard, la malade, qui avait l'air misérable, mourut d'une pneumonie. A l'autopsie on trouva l'appendice soudé avec le caecum. Au point d'union se trouvaient deux perforations entre le caecum et l'appendice, qui avaient le diamètre d'un pois.

OBSERVATION XXV

RIEDEL. — *Mittheilungen ans den Grenzgebieten der medecin u. Chirurgie. 3 Bd. S. 214. (in Becker).*

Cholécysto appendicite. — Laparotomie. — Guérison.

Homme âgé de 47 ans, qui depuis 10 ans souffre de douleurs qui sont survenues petit à petit dans la région.de l'estomac ; ces douleurs sont accompagnées de vomissements excessifs. A la laparotomie on trouva des adhérences étendues entre la paroi antérieure du ventre, le foie, l'épiploon, la vésicule biliaire et le côlon transverse ; le côlon ascendant et le caecum étaient fortement tassés l'un sur l'autre, et soudés à la paroi antérieure du ventre. On ne réussit pas à extirper l'appendice, qui était enclavé dans de solides adhérences. On ne fit que libérer ces adhérences, on fixa la vésicule biliaire à la paroi abdominale et on l'ouvrit. Elle ne contenait aucun calcul.

OBSERVATION XXVI

RIEDEL — *Mittheilungen aus den Grenzgebieten der medecin u. Chirurgie. 3 Bd. S. 170. (in Becker).*

Cholécysto-appendicite. — Intervention sur la vésicule et sur l'appendice. — Guérison.

Femme âgée de 34 ans. Les plaintes de la malade sont de nature indéterminée. A l'examen : sensation douloureuse du bord inférieur du foie, ainsi que de la fosse iliaque droite, dans laquelle on sent une tumeur de forme allongée et mobile. Le diagnostic posé était : *Lithiase biliaire* et *appendicite*, mais on n'affirma pas ce diagnostic d'une façon certaine. On trouva un calcul dans la cystique que l'on éloigna. L'appendice était soudé à l'iléon, il était coudé et on l'enleva également.

OBSERVATION XXVII

RIEDEL. — *Langenbeck's Archiv.* 66 Bd. *S.* 112 (in Becker).

Cholécysto-appendicite. — Intervention sur la vésicule et sur l'appendice. — Guérison.

Femme qui, il y a 20 ans, a subi une grave poussée d'appendicite. Il y a 10 ans elle a ressenti des douleurs dans la région supérieure du ventre. Depuis cette époque les douleurs alternent et siègent soit dans la région supérieure, soit dans la région inférieure du ventre. Un moment on crut qu'elle était hystérique. La laparotomie montra un foie fortement infecté : il y avait des calculs dans la vésicule biliaire ; l'appendice était situé derrière le caecum, y était adhérent et plongé à son extrémité dans des masses graisseuses.

A son extrémité distale, la musculature manquait ; l'extrémité de l'appendice ne comprenait plus que la muqueuse bleuâtre qui était arrondie et proéminente en forme de coupe.

L'examen microscopique révéla une appendicite granuleuse hémorragique.

OBSERVATION XXVIII

Clinique Czerny. — BRUNS. — *Beitraege zur Klin. Chirurgie.* 13 Bd. *S.* 362 u. 21 Bd. *S.* 518 (in Becker.)

Cholécysto-appendicite. — Intervention sur la vésicule et sur l'appendice. — Guérison.

Homme âgé de 32 ans ; fut atteint il y a cinq ans d'une appendicite.

Il y a trois ans il souffrit de crampes d'estomac ; plus tard il eut des douleurs dans la région iléo-caecale avec ictère et constipation. Ensuite il eut une série de coliques hépatiques. L'examen révéla une augmentation notable du foie avec ictère très prononcé ; il n'y avait ni tumeur, ni sensation douloureuse dans la région de la vésicule biliaire et dans la région iléo-caecale. A l'opération on trouva l'appendice fortement tiraillé en longueur, et son extrémité était intimement soudée à la vésicule biliaire. Celle-ci était ratatinée et contenait du mortier de cholestérine.

Le cholédoque qui avait l'épaisseur de deux doigts contenait deux calculs dont l'un, avait le volume d'une noisette, et qui furent extirpés par la cholédocotomie.

En même temps, on réséqua l'appendice qui semblait normal macroscopiquement.

Le malade ne ressentit plus de douleurs.

OBSERVATION XXIX

Clinique Czerny. — BRUNS. *Beitr. z. Klin. Chirurgie*, 23 Bd. *S.* 756 (in Becker).

Cholécysto-appendicite. — Intervention incomplète. — Mort.

Homme âgé de 63 ans ; fut atteint il y a dix-sept ans d'abord, d'une appendicite. Il eut ensuite plusieurs récidives à répétition. Depuis cette époque il avait au moindre refroidissement des douleurs d'intestin avec diarrhée, ou bien il avait des coliques avec de la constipation.

Il y a 4 ans, première atteinte de colique hépatique avec douleurs et sensation douloureuse à la pression dans la région du foie. Il y avait de l'ictère.

Depuis cette époque les accès se renouvelèrent très fréquemment ; dans les derniers temps tous les huit jours. A l'examen on trouva de l'ictère et du météorisme.

Dans la région iléo-caecale il y avait à la pression une sensibilité circonscrite ; de même dans la région de la vésicule biliaire.

On avait posé le diagnostic de *cholélithiase*, de *cholécystite chronique* et de *péricholécystite*.

A l'opération on trouva à côté de nombreuses adhérences de la vésicule biliaire avec le colon transverse, un calcul du volume d'une noisette dans le cholédoque. On l'extirpa.

Le malade mourut le jour suivant de péritonite ; l'autopsie démontra une oblitération totale de l'appendice vermiforme.

OBSERVATION XXX

Clinique Czerny. — BRUNS. — *Beitr. z. Klin. Chirur.* 23 Bd. S. 749 u. 21 Bd. S. 538. (In Becker.)

Cholécysto-appendicite. — Intervention incomplète.
Les douleurs persistent.

Homme âgé de 46 ans. Depuis 1 an 1/2 il souffrait environ toutes les deux ou trois semaines, d'attaques douloureuses qui se répétaient souvent dans la région de l'estomac, et qui s'accompagnaient de météorisme exagéré, de fièvre élevée, et souvent de vomissements qui duraient des journées entières.

La résistance que l'on sentait dans la région de la vésicule biliaire, faisait supposer qu'il y avait là une tumeur (carcinome) de cette vésicule avec de la cholélithiase.

La vésicule biliaire adhérente au péritoine pariétal et au colon transverse, contenait deux calculs ; le cystique en contenait un. Le malade ne se sentit pas dans la possibilité de reprendre son travail après l'opération. Il se plaignait d'une fatigue légère, de douleurs tiraillantes dans la cicatrice et de pesanteur d'estomac.

Après 21 mois il fut opéré une deuxième fois pour un gros abcès pérityphlique couleur jus de fumier ; il y avait cinq jours qu'il était de nouveau souffrant, avec fièvre, vomissements et violente douleur dans la région hypogastrique. On n'incisa que l'abcès ; l'appendice n'a pas été enlevé.

OBSERVATION XXXI

Clinique Czerny. — BRUNS. — *Mittheilungen aus den Grenzgebieten der Medicin u. Chirurgie* 9. Bd. Heft 4. v. 5. S. 500. (In Becker.)

Cholécysto-appendicite. — Intervention sur la vésicule et sur l'appendice. — Guérison.

Femme âgée de 38 ans. A souffert pendant 15 mois, et à répétition de crampes d'estomac et d'accès douloureux dans le côté droit du ventre (pérityphlite). Dans la région de la vésicule biliaire on sentait une tumeur de la grosseur d'un œuf d'oie ; dans la région iléo-caecale on percevait un cordon qui filait vers le petit bassin. Le diagnostic était donc : *cholélithiase et pérityphlite chronique.*

A l'opération on trouva la vésicule biliaire augmentée de volume et adhérente ; on retira de la portion initiale du canal cystique, un calcul qui avait le volume d'une mirabelle. Le caecum était couvert de nombreuses adhérences et il était entouré d'un énorme abcès au fond duquel se trouvait l'appendice perforé.

Dans la paroi caecale on trouva une deuxième perforation à contour granuleux ; après la nécrose de l'appendice perforé, il s'était certainement fait là une évacuation secondaire du pus. La perforation fut suturée, et on extirpa l'appendice.

OBSERVATIONS XXXII, XXXIII, XXXIV

KUMMEL. — *Deutsche Med. Wochenschrift*, 1897. Nr. 35, S. 556.
(In Becker.)

Cholécysto-appendicite.

Kummel signale trois observations sans aucun commentaire, dans lesquelles il a observé l'apparition concomitante de l'appendicite et de la cholélithiase.

OBSERVATION XXXV

ROTTER. — *Langenbeck's Archiv. 67 Bd. S. 269* (in Becker).

Cholécysto-appendicite. — Intervention sur la vésicule et sur l'appendice. — Guérison.

Il y a d'abord eu deux accès de pérityphlite ; à un troisième accès les douleurs se localisèrent dans la région du foie. Au moment des deux premiers accès, les douleurs s'étaient cantonnées plus particulièrement sur la région de l'appendice.

Puis les accès augmentèrent d'intensité et de fréquence.

Rotter opéra et trouva la vésicule biliaire et l'appendice malades, comme il l'avait supposé. Il y avait trois calculs de la grosseur d'une noisette dans le canal cystique ; l'appendice contenait des calculs stercoraux et présentait les signes d'un catarrhe chronique.

OBSERVATION XXXVI

Rotter. — *Langenbeck's Archiv. 67 Bd. S. 269.* (in Becker).

Cholécysto-appendicite. — Observation peu nette. — Intervention limitée.

Après trois accès de pérityphlite, se déclarèrent brusquement de violentes douleurs dans la région de la vésicule biliaire. Il trouva un appendice malade, contenant quatre calculs stercoraux ; il y avait du catarrhe chronique. Les explorations sur la vésicule biliaire restèrent douteuses. Elle ne contenait pas de calculs.

Plus tard la malade eut de nouveau de violents accès douloureux avec vomissements et fièvre, qui furent attribués à la simulation.

OBSERVATION XXXVII

Sonnenburg. — *Pathologie u. Thérapie der Perityphlitis 4 Aufl. S. 43* (in Becker).

Cholécysto-appendicite. — Intervention sur la vésicule et sur l'appendice. — Guérison.

Sonnenburg opéra une malade, dont l'affection avait débuté par une douleur dans la région iléo-caecale, et chez laquelle il soupçonna un exsudat appendiculaire. Mais la résistance trouvée à la palpation était en grande partie due à la vésicule qui était développée d'une façon insolite ; la vésicule atteignait le caecum et avait un contenu tout à fait clair et muqueux. L'appendice lui-même était rouge, enflamné d'une longueur d'environ 12 cm. et de l'épaisseur du doigt. Coudé en son milieu, il entourait environ les deux tiers du caecum, auquel il était fortement adhérent. Au delà de la coudure il contenait plusieurs calculs stercoraux.

OBSERVATION XXXVIII

SONNENBURG. — *Pathologie u. Thérapie der Perityphlitis.*
4 aufl. S. 45 (in Becker).

Cholécysto-appendicite. — Appendicectomie. — Enterotomie
pour extraction d'un calcul enclavé. — Mort.

Femme âgée de 50 ans ; a eu autrefois plusieurs atteintes de pérityphlite. A présenté brusquement les symptômes d'un ileus avec résistance dans la région iléo-caecale.

A l'opération on trouve un appendice assez adhérent, et chroniquement enflamné, mais aucune trace de nouvelle inflammation. Mais l'état de cet appendice ne suffisait pas pour expliquer la maladie. On trouva aussi un énorme calcul, qui était enclavé dans l'intestin grêle et qu'on dut extraire par incision. La malade mourut quelques jours plus tard à la suite d'une gangrène de l'anse intestinale.

A l'autopsie on trouva encore plusieurs calculs dans le duodenum et dans la vésicule biliaire.

OBSERVATIONS XIL et XL

BRANDT. — *Centralblatt f. Chirurgie*, 1901. S. 972. (in Becker).
Cholécysto-appendicites.

Brandt publie sans commentaires, deux cas où la cholélithiase est associée à l'appendicite et qu'il a opérés.

OBSERVATION XLI

Von Bech, dans *Bruns, Beitraege zur Klin. Chirurgie*, 32 Bd.
S. 437 (in Becker).

*Cholécysto-appendicite. — Intervention incomplète nécessitant
une deuxième opération.*

Homme de 23 ans ; avait eu précédemment deux atteintes de
pérityphlite, puis une troisième atteinte. On trouva l'appendice
fortement coudé en son milieu, la pointe adhérente à l'iléon et
entourée de nombreuses adhérences. On l'extirpa.

Huit jours après l'opération, alors que les suites opératoires se
présentaient sans réaction, le malade eut une douleur dans la
région de la vésicule biliaire. Des anamnestiques plus précis,
apprirent que le malade avait déjà eu dans les trois dernières
années des accès répétés de coliques hépatiques.

Au bout de quelque temps on entreprit *une deuxième laparotomie*, et on trouva la vésicule biliaire adhérente de différents
côtés à l'épiploon et au colon ; on la réséqua. Le malade n'eut
plus de douleurs.

OBSERVATION XLII

Lindner dans Bruns, 30 Bd. *S.* 127 (in Becker).

Cholécysto-appendicite.

Homme de 56 ans, qui par les efforts qu'il fit en mettant son
bas, fit éclater sa vésicule biliaire amincie par l'inflammation.
Il vida deux calculs biliaires dans un exsudat pérityphlique
préexistant.

OBSERVATION XLIII

Laplace. — *Journal of the amer. Med. association*, 1901 october
(In thèse Dreyfus).

*Cholécysto-appendicite. — Intervention sur la vésicule et sur
l'appendice. — Guérison.*

Un jeune italien, cultivateur, âgé de 25 ans, en convalescence de fièvre typhoïde a éprouvé brusquement des douleurs sourdes au niveau de la région sous-hépatique droite, avec ictère, mais sans élévation de température. Il avait souvent entendu parler d'appendicite et se croyait atteint de cette affection. Les symptômes étaient nettement limités à la région de la vésicule biliaire. Dans la fosse iliaque droite, il y avait un empâtement diffus.

Constipation. — Etant donnée la persistance des douleurs et de l'ictère, on pense à une cholécystite calculeuse. On fait une incision exploratrice au niveau de la région vésiculaire. On trouve la vésicule trés distendue. Cholécystostomie. Il sort une grande quantité de pus. Comme on avait promis au malade d'explorer la région de l'appendice, on fait une incision exploratrice à ce niveau : à la surprise générale, on trouve ainsi le siège réel de l'affection. L'appendice était gangréné, baignant dans un liquide purulent, et, certainement, la péritonite eût été fatale sans l'intervention. On enlève l'appendice, on draîne la région. *Cholécystite et appendicite furent ainsi guéries du même coup.*

Le malade présentait, dans ses antécédents, une fièvre typhoïde et une grippe. Il pourrait donc y avoir un rapport intime dans l'étiologie de ces deux affections.

OBSERVATION XLIV

Sendler. — *Münchn. Med. Wochenschrift,* 1902, n° 26, S. 1121 (in Becker).

Cholécysto-appendicite. — Intervention sur la vésicule et sur l'appendice. — Guérison.

Femme de 42 ans, atteinte de *lithiase biliaire, d'appendicite* et de *kyste de l'ovaire.* Sendler lui enleva, en une séance, lappendice, les calculs et l'ovaire.

CONCLUSIONS

1° Il existe des cas où *simultanément* et chez *un même
malade*, se déclarent une appendicite et une cholécystite. La simultanéité de ces deux affections ne nous a
pas paru tenir à une simple coïncidence, mais réalise
au point de vue clinique, pathogénique et anatomo-
pathologique, *un ensemble morbide*, présentant une
réelle individualité clinique : *la cholécysto-appendicite.*

2° C'est dans l'âge *adulte* entre 30 et 50 ans que nous
trouvons avec la plus grande fréquence la *cholécysto-
appendicite*, contrairement à ce qui se passe dans la
cholécystite, et dans l'appendicite isolées.

3° Au point de vue *clinique*, le diverticule biliaire et
le diverticule appendiculaire sont *superposables.*

4° L'infection ne semble pas être *descendante* comme
le prétendent MM. DIEULAFOY, TRIPIER et PAVIOT.
D'après les nombreuses recherches de MM. GILBERT et
LEREBOULLET, GILBERT et LIPPMANN, KEHR, MOYNI-
HAM et G. WIENER, les infections vésiculaire et appen-
diculaire chez *un même malade*, seraient *concomitantes.*

5° Nous avons cru devoir diviser la symptomatologie en *cinq formes cliniques différentes :*

    I. Forme à *symptômes alternativement vésiculaires et appendiculaires* ou *oscillante.*

    II. Forme à *symptômes vésiculaires et appendiculaires concomitants.*

    III. Forme à *symptômes appendiculaires isolés.*

    IV.   —   —   *vésiculaires isolés.*

    V.   —   —   *mal déterminés.*

6° Le diagnostic de la *cholécysto-appendicite* sera basé dans certains cas, sur la *migration des symptômes* de la région vésiculaire vers la région appendiculaire ou réciproquement, avec *persistance* dans la région primitivement atteinte par l'inflammation, *soit d'une douleur, soit d'une résistance, soit d'une tumeur.*

Dans d'autres cas, ce diagnostic sera fondé sur *la coexistence de deux ordres de symptômes : vésiculaires* et *appendiculaires.*

7° Ce sont les *lésions du péritoine* étudiées par TRIPIER et PAVIOT sous le nom de *péritonite sous-hépatique,* qui donnent à la *cholécysto-appendicite* son caractère particulier.

8° Le pronostic, assombri par *la double infection* agissant chacune pour son propre compte sur le foie, dépendra également de la rapidité avec laquelle se seront formées les adhérences péri-vésiculaires et péri-appendiculaires protégeant la grande cavité péritonéale.

9° Il n'y a qu'*un seul* traitement de la *cholécysto-appendicite,* c'est le traitement *chirurgical :* L'expérience a démontré, qu'il faut agir dans une même séance, à la fois *sur les deux régions* vésiculaire et appendiculaire. Si l'on n'opère qu'une seule région à la fois, le malade n'en continuera pas moins à souffrir, et cette demi-intervention n'amoindrira pas la gravité du pronostic.

10° Il y a *plusieurs procédés opératoires* à employer : On pourra faire l'incision de Roux pour l'appendicite, et prolonger cette incision vers en haut, de manière à pouvoir agir sur la vésicule biliaire.

Ou bien on fera l'incision de Lawson Tait, le long du muscle grand droit ou à travers ce muscle et on prolongera cette incision assez bas.

On pourra également combiner l'incision de Roux à celle de Lawson Tait, ou bien encore on fera l'incision en S allongé, préconisée par Arthur Dean Beven.

INDEX BIBLIOGRAPHIQUE

ACHARD et BROCA. — Bactériologie de vingt cas d'appendicite suppurée. (Bull. de la Soc. méd. des hôp., 26 mars 1897.)

ADENOT. — La cholécystite à forme d'appendicite. Lyon Médical, 1901.

ARX. — Ueber gallenblasenruptur in die freie Bauchhœhle. Cor. Bl. f. Schweiz. Aerzte, Basel 1902, XXXII, 585-595 ; 629-636.

BARETTE (de Caen). — Un cas d'appendicite gangréneuse avec ictère grave mortel. Acad. médecine, 19 mars 1901.

BARTH. — Soc. méd. des hôpitaux, 23 octobre 1903, in Sem. med., du 28 oct. 1903.

BARNSBY. — Appendicite et annexite. Thèse Paris, 1898.
— Appendicite et annexite. Congrès de Paris, octobre 1902.

BECKER (Adolf). — Ueber gleichzeitige Erkrankungen an appendicitis und cholelithiasis resp. cholecystitis. Deutsche Zeitschrif f. Chirurgie, LXVI, 3-4, XII.

BERNHEIM. — Cliniques médicales, Nancy.

BEZANÇON. — Cholécystite éberthienne. Soc. med. des Hôp., 29 nov. 1901.

DE BOVIS. — Ictères bénins post-opératoires. Sem. med. 9 septembre.

BRANDT. — Centralblatt für Chirurgie, 1901. S. 972.

BRUNS. — Beitræge z. Klin. Chirurgie. — 13 Bd. S. 362. — u. 21. Bd. S. 518. — 23. Bd. S. 756. — 23. Bd. S. 749. — 21. Bd. S. 538. — u. 32. Bd. S. 437 ; 30 Bd. S. 227.

BROUARDEL et THOINOT. — Article fièvre typhoïde : In Traité de médecine et de thérapeutique, 1895.

CHAUFFARD. — Du Traitement médical préventif des coliques hépatiques à répétition. (Semaine médicale, 1901).
— Des indications thérapeutiques dans la cholélithiase infectée. (Semaine médicale, 20 janvier 1904).

CLADO. — Communications lymphathiques entre l'appendice et les annexes. (Société de Biologie, 1892).

CURSCHMANN. — Archiv. für Klinische medicin. 53. Bd. Heft 1, S. 10 ff.

CZERNY. — Cliniques. (Voir Bruns.)

DEAVER. — Atypical and unusual varities of appendicitis. Philadelphia med. Journal, 1901. July 27.
Referiert Centralblatt f. Chirurgie, 1902. u. 7. S. 193.

DIEULAFOY. — Cliniques de l'Hôtel-Dieu, 1901-1902. Tome IV, 19e leçon, 1903.
— Etude sur l'association de l'appendicite et de la cholécystite avec ou sans péritonite.
Académie de médecine, 16 juin 1903.
Presse médicale, 17 juin 1903, p. 445.
Semaine médicale, 21 octobre 1903.
— Manuel de Pathologie interne, 1904.

DREYFUS (A). — Diagnostic différentiel de l'appendicite et de la cholécystite. Thèse Lyon, 1902.

DUPLAY et RECLUS. — Traité de chirurgie, 1897.

DUPRÉ. — Les Infections biliaires. Thèse Paris, 1891.

EHRET (H.) u. STOLTZ, A. — Ueber experimentelle cholecystis u. cholangitis autoinfecticœsen Ursprungs. Berlin. Klin. Wochenschrift, 1902, XXXIX, 13-15.

FOWLER. — Ueber appendicitis. Autorisirte Uebersetzung auss dem Englischen. Berlin. S. Karger, 1896.

GILBERT et LEREBOULLET. — Appendicite et cholélithiase. Soc. Biol., 23 mai 1903.

Gilbert et Lippmann. — Rôle des Anaérobies dans les cholécys-
tites.
Société Biol., 19 juillet 1903.
Société Biol., 25 octobre 1902.

Gilbert et A. Lippman. — Du microbisme normal des voies biliaires extrahépatiques. (Soc. Biol., 14 et 21 juin 1902).
— Recherches bactériologiques sur les cholécystites. Compt.
rend. hebdom. Soc. de Biologie, Paris, 1902, LIV, 989-992.

Gilbert et Fournier. — L'angiocholite infectieuse oblitérante
et la cirrhose biliaire hypertrophique. Société de Biologie
du 10 juillet 1897.

Grant. — The Journal of the American medical association,
1903, 18 avril.

Guillemin. — Thèse Paris, 1899.

Guinard. — Erreurs de diagnostic causées par les douleurs
d'origine appendiculaire (appendicalgie.)

Jeanselme. — Article : Appendicite. In Debove Achard. Traité
de médecine.

Kehr. — Ein Rückblick auf 720 Gallensteinlaparotomien.
Münchener med. Wochenschrift, 1902, no 42.
— Langenbeck's Archiv. 58 Bd. S. 552.

Kennedy James. — The differential diagnosis betwean disease
of the gall-bladder and disease of the vermiform appendix,
with a report of two cases. New-York M. G., 1902, LXXV,
575-576.

Kummel. — Deutsche Med. Wochenschrift, 1897, Nr. 35,
S. 556.

Lapeyre. — Complications de l'appendicite. Revue de Chirurgie, 1901.

Laplace. — Some unusual factures of appendicitis. Journal of
the Amer. med. association, 1901. October. Referirt : Centralblatt f. Chirurgie, 1902, S. 107.

Le Fort. — 3 cas de lithiase biliaire ayant simulé d'autres affections. Echo médical du Nord, 27 sept. 1903.

Le Gendre. — Cholécystite éberthienne. Soc. méd. Hôpit., 6 déc. 1901.

Lejars. — Valeur et indications de l'intervention chirurgicale dans la lithiase biliaire. Sem. méd., 1902, p. 381-386.

Leuzmann. — Die entzündlichen Erkrankungen des Darmes in der Regio ileo-caecalis und ihre Folgen. Berlin Hirschwald, 1901.

Longuet. — Traitement chirurgical des cholécystites non calculeuses. Thèse Paris, 1896.

Meusser. — Ueber Appendicitis und Typhlitis mit cachirtem und ungewœhnlichem Verlaufe. Inaug. Dissert. Iena, 1897.

Michel Gaston et Bichat. — Cholécystite suppurée et appendicite. Revue méd. de l'Est, 15 juin 1903.

Monod et Vanverts. — Appendicite, 1897.

Moynihan. — Lancet, 6 juin 1903.

Naunyn. — « Klinik der Cholelithiasis ». Seite 85.

Neustadt Georg. — Ueber das Empyema Necessitatis der Gallenblase. Inaug. Dissert. Breslau, 1901. Juni u. Juli.

Newbolt G.-P. — A case of perforated gallbladder simulating perforated gastric ulcer. Lancet. London, 1902, I, 1534-1535.

Olden Barneveld. — Etude sur la pathogénie et le traitement de la périhépatite et de la pleurésie appendiculaires. Paris, L. Boyer, 1902, 8°, n° 135.

Park. — Why schould we not treat the gallbladder as we do the appendix. Ann. med Philad., 1902, IV, 54.

Pozzi. — Appendicite. Bull. Soc. Chir., 8 déc. 1888. — Adhérences de l'appendice aux pyosalpinx droits. Bull. Soc. de Chir., t. XVI, 1898, p. 750.
— Salpingites d'origine intestinale. Bull. Soc. de Chir., t. XVI, 1890, p. 779.

Pujebet. — De la perforation de la vésicule biliaire au cours ou à la suite de la fièvre typhoïde. Thèse Lille, 1903.

Quénu. — Journal des praticiens, 1898, p. 227.

Rabé et Filhoulaud. — Foie appendiculaire. Presse médicale, 1903.

Riedel. — Erfahrungen über die Gallensteinkrankheit mit und ohne Ikterus. Berlin Hirschwald, 1892, S. 132.
— Ueber Vorbedingungen und Ursachen des plœtzlichen Anfalles von Wurmfortsatzentzündungen. Langenbeck's Archiv. 66 Bd. S. 51.
— Wie of fehlt die typische Dæmpfung in der rechten Fossa iliaca bei der Appendicitis. Berl. Klin. Wocehnschrift, 1902, XXXIX, 723-728.

Ricketts. — Infection of the gall bladder and biliary duct contents. Journ. of the amer. med. associat., 24 octobre 1903 (54ᵉ Congrès annuel des méd. amér.).

Rispal. — Cholécystite calculeuse éberthienne. Arch. méd. de Toulouse, 1902, VIII, 73-79.

Rotter. — Langenbeck's Archiv. 67 Bd. S. 269.

Sendler. — Münchener med. Wochenschrift, 1902. Ur. 26, S. 1121.

Siraud. — Note sur l'anatomie de la vésicule biliaire. Lyon médical, 1895.

Sonnenburg. — Pathologie und Thérapie der Perityphlitis. 4 Aufl. S. 194, u. S. 43, u. S. 45.

Schwartz. — Chirurgie du Foie, 1901.

Tollemer et Courtellemont. — Gangrène du foie et de la capsule surrénale droite, consécutive à une appendicite chez un enfant. Bull. et Mém. Soc. Anat. de Paris, 1902, 6, s. IV, 42-44.

R. Tripier et J. Paviot. — Péritonite sous-hépatique d'origine vésiculaire.

R. Tripier et J. Paviot. — L'appendicite par infection générale. Semaine médicale, 8 mars 1899.

Vergriete. — Causes d'erreurs dans le diagnostic de lithiase biliaire. Thèse Paris, 1899.

Vires. — Syndrome urinaire de l'insuffisance hépatique au début. Montpell. méd., 1902, 2 s. XIV, 593-609.

Wiener G. — The relation of cholelithiasis to acute pancreatitis. New-York med. journal, 1903, 16 mai.

TABLE DES MATIÈRES

Nancy. — Imprimerie Nancéienne — 582-C.